Sylvia Zacharias

Diagnose Alzheimer: Helmut Zacharias

Ein Bericht

HIRNLIGA E.V.

Für meine Eltern
Helmut und Hella

Erste Auflage 2000

Satz & Layout	Werbeagentur Qbus, Christina Groß
Lithographie & Druck	Z.B.! Kunstdruck, Köln

ISBN 3-935389-00-0

Inhalt

Vorwort von Hella Zacharias 9

Vorwort der Hirnliga e.V. 13

1. Vorbemerkung: Die Aufhebung der familiären Schweigepflicht 16
2. Einführung 22
3. Die Krankengeschichte 1994–1997 24
4. Photos aus dem Familienalbum 45
5. Von der Sorge zur Wehmut – verschiedene Stadien, verschiedene Probleme 57
6. »Musik ist mein Leben« – Ein Leben voll Musik 61
7. Kommunikation – Möglichkeiten der Mitteilung 68
8. Flashs – Sekunden, in denen sich ein Drama abspielt 74
9. »Seelensplitter« 76
10. Der Kampf mit der Krankheit 82

FAZ-Fragebogen »Helmut Zacharias, Geiger« 88

Preise und Auszeichnungen von Helmut Zacharias 90

Kurzbiographie der Autorin 91

Anhang »Die Hirnliga e.V.« 92

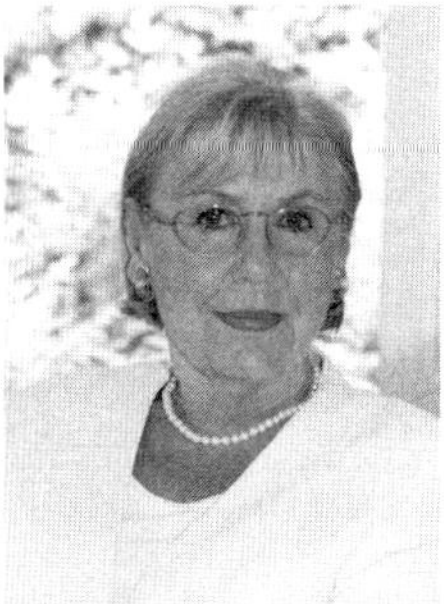

Vorwort von Hella Zacharias

Der Name **Helmut Zacharias** ist seit Jahrzehnten nicht nur in Deutschland ein Begriff. Mit seiner zärtlichen, romantischen Musik hat dieser Künstler Millionen Herzen froh und glücklich gemacht.
Seit fünf Jahren leidet er nun an der furchtbaren Alzheimer-Krankheit. Die erste Zeit muß für meinen Mann die Hölle gewesen sein. Auch für mich waren jene Jahre eine schwere Prüfung, da ich völlig unwissend war über die Gedanken und Empfindungen, die der geliebte Mensch durchlitt.
Viele Menschen, besonders seine Bewunderer in Deutschland, werden fragen: »Warum dürfen wir das schöne Bild von Helmut Zacharias nicht behalten?«. Auch Freunde rieten mir: »Erzähl' nur niemandem, daß Helmut Alzheimer hat.« Aber genau das ist der entscheidende Punkt; das Verschweigen dieser satanischen Krankheit macht das Leben der Erkrankten und ihrer Angehörigen noch schwerer, als es schon ist!

Als die Hirnliga e.V. mich fragte, ob ich ihre Schirmherrin werden wolle, mußte ich nicht lange überlegen. Auch das Buchprojekt meiner Tochter Sylvia, die seit Jahren als Medizin-Journalistin arbeitet, konnte ich guten Gewissens unterstützen und ihr mit meinen Erinnerungen helfen. Unser ge-

meinsames Ziel mit den in der Hirnliga e.V. arbeitenden Ärzten und Wissenschaftlern ist es, das Tabu um die Alzheimer-Krankheit aufzubrechen, damit Betroffene und ihre Angehörigen die dringend notwendige Hilfe erhalten.
Aus vielen Gesprächen, Berichten in den Medien und aufgrund der eigenen Situation weiß ich, daß medizinisch heute viel mehr möglich ist, als das, was meist getan wird. Die Gründe dafür sind vielfältig, aber es darf doch nicht sein, daß die Alzheimer-Kranken und ihre Angehörigen allein gelassen werden.
Damit sich diese Situation ändert, müssen wir gemeinsam handeln: Unsere Gesellschaft – wir – müssen sagen: Wir lassen die Alzheimer-Kranken nicht allein!

Dazu gehört auch, daß die Erforschung dieser schrecklichen Krankheit intensiviert wird und wir bald eine wirksame Vorbeugung oder Heilung in den Händen haben. Damit in Deutschland zukünftig mehr Geld für die Alzheimer-Forschung zur Verfügung steht, unterstütze ich die wichtige Arbeit der Hirnliga e.V.

Zum Schluß noch ein Wort an die Angehörigen:
Ich hoffe, daß ich Ihnen mit den hier geschilderten Erfahrungen aus dieser schwersten Zeit meines Lebens ein wenig hilfreich sein kann. Aus der Betreuung meines Mannes ist mir klar geworden, daß die Angehörigen unendliche Geduld, Einfühlsamkeit, Verständnis ohne Widerspruch, Trost und viel liebevolle Zuwendung im Umgang mit dem Erkrankten aufbringen müssen – und das ist keine leichte Aufgabe!

Ein Rat vorweg: Reden Sie mit Ihren Freunden. Die Alzheimer-Krankheit ist kein Makel. Versuchen Sie, sich auch Zeit für sich zu nehmen und haben Sie kein schlechtes Gewissen dabei, denn Sie brauchen viel Kraft. Es ist keinem damit gedient, wenn auch Sie krank werden.

Helmut Zacharias hat Millionen Menschen Freude bereitet. Ich hoffe, daß sein guter Name jetzt mithilft, die Situation der Alzheimer-Kranken und ihrer Angehörigen zu verbessern – ich weiß genau, das würde auch er sich wünschen.

Hella Zacharias
Schirmherrin der Hirnliga e.V.

Ascona, im September 2000

Vorwort der »Hirnliga e.V.«

Der Wert einer Gesellschaft zeigt sich gerade darin,
wie sie mit ihren Schwachen und Kranken umgeht.
(Chinesisches Sprichwort)

Alter ist nicht gleichzusetzen mit Krankheit, aber es liegt in der Natur des menschlichen Körpers, daß mit zunehmendem Alter mehr Krankheiten entstehen können. Davon bleibt auch das Gehirn nicht verschont.
Die Alzheimer-Krankheit kann jeden treffen. Bereits heute leiden etwa 1 Million Menschen in Deutschland an der Krankheit. Weil die Menschen immer älter werden, nimmt die Zahl weiter zu. Wenn wir jetzt nichts tun, werden im Jahr 2030 etwa 1,5 Millionen Menschen erkrankt sein.

Durch die schleichende Zerstörung des Gehirns führt eine Demenz nach Jahren zum Tod. Bei frühzeitiger Diagnose und rechtzeitigem Beginn der Therapie ist für die Betroffenen und ihre Angehörigen länger ein Leben in Würde möglich.

Vier von fünf Demenzkranken werden von Angehörigen aufopfernd zu Hause gepflegt. Die Kranken benötigen eine intensive, oft »Rund um die Uhr«-Betreuung. Die psychische und physische Belastung betreuender Angehöriger ist extrem hoch. Wenn sie keine Hilfe von außen bekommen, erkranken sie oft selbst.

Die Alzheimer-Krankheit ist nicht heilbar, aber behandelbar. Dabei werden Medikamente, nichtmedikamentöse Therapien und pflegerische Maßnahmen eingesetzt. Eine solche umfassende Behandlung bewirkt eine Verlangsamung der Krankheitsentwicklung, so daß die Kranken länger ihre Fähigkeiten erhalten und im Kreis ihrer Familie bleiben können.

Seit ihrer Gründung im Jahr 1987 macht die Hirnliga e.V. als Vereinigung der deutschsprachigen Alzheimer-Forscher (mehr Informationen über die Hirnliga e.V. finden Sie im Anhang) auf diese Fakten aufmerksam und ist auf vielfältige Weise tätig, die Situation zu verbessern.

Dennoch: Bislang werden in unserem Land die Chancen einer frühzeitigen Diagnostik, umfassenden Therapie und Pflege unzureichend genutzt. Die Alzheimer-Kranken und ihre Angehörigen müssen mehr Leid ertragen als notwendig ist.

Einer der wesentlichen Gründe für diese unhaltbare Situation ist aus unserer Sicht die Tabuisierung der Krankheit. Anders als in vielen anderen Ländern werden in Deutschland psychische Erkrankungen nicht wirklich als behandelbare und behandlungsbedürftige Krankheiten, sondern als Makel betrachtet. Vor diesem Dilemma stehen psychisch Kranke und die deutsche Psychiatrie insgesamt.

Bei der Alzheimer-Krankheit kommen verschärfend noch die Konfrontationen mit Alter, Kontrollverlust, Hilflosigkeit und Tod hinzu. Diese Mischung aktiviert tiefsitzende Ängste (Zwei von drei Deutschen haben Angst, an Alzheimer zu erkranken) und damit Verdrängungsmechanismen in allen Bereichen der Gesellschaft.

Um ein Tabu zu brechen, braucht es eine breite öffentliche Diskussion über das Thema; dabei helfen bekannte Persönlichkeiten. Daß dies auch bei der Alzheimer-Krankheit wirkt, wissen wir spätestens seit Rita Hayworth und Ronald Reagan.

Wir danken Frau Hella Zacharias dafür, daß sie sich bereit erklärt hat, die Schirmherrin der Hirnliga e.V. zu werden und den Namen Helmut Zacharias in den Dienst der guten Sache für die Erkankten und deren Angehörige zu stellen.

Die in der Hirnliga e.V. engagierten Ärzte und Wissenschaftler und – ich bin sicher – auch viele Angehörige wissen es zu schätzen, daß sie und ihre Tochter Dr. Sylvia Zacharias den Mut gefaßt haben, dieses Buch zu schreiben und den Erlös der Forschung zur Verfügung zu stellen.

»Diagnose Alzheimer: Helmut Zacharias« beschreibt ungeschminkt den Verlauf der Krankheit, die damit entstehenden Probleme, die Belastungen, Ängste und Nöte von Angehörigen und natürlich die in allen Bereichen existierenden Defizite.

Ich wünsche mir, daß dieses Buch hilft, die Situation der Alzheimer-Kranken und der sie pflegenden Angehörigen zu verbessern, denn: Alzheimer-Kranke können wegen ihrer Erkrankung keine Lobby gründen, sie benötigen unsere Hilfe und Solidarität.

Prof. Hans-Jürgen Möller
Vorsitzender der Hirnliga e.V.

1. Vorbemerkung: Die Aufhebung der familiären Schweigepflicht

Eugene O'Neill, der »amerikanische Shakespeare«, war das Opfer eines schweren Nervenleidens, das all seine großen Vorhaben als Dramatiker durchkreuzte. Es hinderte ihn mit fortschreitendem Alter am Schreiben und machte ihm das Leben zur Qual. Nur ein einziges des elf Stücke umfassenden Dramenzyklus, der das Schicksal der amerikanischen Familie zum Thema haben sollte, hat er fertiggestellt. Und für dieses eine Stück benötigte er zehn Jahre! Bis zu seinem Tod sollten dann noch einmal zwölf Jahre vergehen, ohne daß O'Neill ein weiteres Stück des Zyklus vollendete. Zwei Jahre bevor er starb, entschied er, all seine Manuskripte zu verbrennen. »Es war, als würde man seine Kinder zerreißen«, beschrieb Carlotta, die Frau des Dichters, die grausame Szene, in deren Verlauf ihr Mann sein Vernichtungswerk unendlich langsam verrichtete, da ihn selbst dabei sein Leiden behinderte. Bedingt durch den Tremor gelang es ihm immer nur, einzelne Blätter zu ergreifen und in das Feuer zu werfen.

Die wirkliche Ursache von O'Neills Krankheit und frühem Tod – er starb am 27.11.1953 mit 65 Jahren – wurde erst jetzt, im Jahr 2000, gründlich untersucht. Price und Richardson, die amerikanischen Spezialisten für klinische Pathologie, fanden heraus, daß O'Neills Symptome – Apathie, Tremor, Schluck- und Atembeschwerden – nicht, wie angenommen, ein Ausdruck der Parkinsonschen Krankheit und des alkoholbedingten Korsakow-Syndroms[1], sondern einer Erkrankung des Kleinhirns waren.[2]

Daß die Krankheiten berühmter Menschen oft erst mit großer historischer Distanz untersucht werden, hängt auch damit zusammen, daß Prominente als Personen des öffentlichen Lebens eine Vorbildfunktion haben. Und Idole leiden nicht. Eine Krankheit erscheint – wie alles Bedrohliche, Menschlich-allzu-Menschliche – als moralisch und ästhetisch anstößig, sie zerstört die Illusion der Vollkommenheit. Dieses Tabu zu durchbrechen, macht dann ja auch gerade die Faszination der Yellow Press aus.
Auch in das Leben meines Vaters, Helmut Zacharias, des »Zaubergeigers«, mischte sich ein Hirnleiden ein. Wenn auch erst im 75. Jahr seines Lebens, also, wie man annehmen müßte, anders als bei O'Neill, nach einem beruflich erfüllten Leben. Wenn nun mein Vater als noch *lebende* Berühmtheit in seiner privaten Rolle als kranker Mensch dargestellt und damit aus der »Immunität« eines Vorbilds entlassen wird, geschieht dies bewußt als Entscheidung für ein »höheres Gut«: nämlich aus dem einzigen Grund, den Mantel des Schweigens, der über die Alzheimersche Krankheit gelegt ist, wegzuziehen und dieser zu der ihr gesundheits- und sozialpolitisch dringend nötigen Aufmerksamkeit zu verhelfen. Dies erscheint mir als ein für Angehörige ethisch vertretbares Motiv.

Der Aufhebung der Immunität von Helmut Zacharias kommt entgegen, daß die Öffentlichkeit über seine Erkrankung bereits informiert ist. Es begann mit einer bösen Geschichte, die sich die beiden auflagenstärksten Boulevardblätter Deutschlands und der Schweiz ausgedacht hatten: Seit Ende 1996, als sie keine Aufträge mehr für ihren Mann

annahm, überlegte meine Mutter, die ihn managte, ob sie den Rückzug ihres Mannes aus der Öffentlichkeit der Presse mitteilen und die Krankheit meines Vaters benennen sollte. Darüber beriet sie sich mit einem ihr seit Jahren vertrauten prominenten Pressemann. Er warnte sie vor einer offiziellen Bekanntmachung mit den Worten: »Dann wirst Du die Geister, die Du riefst, nie wieder los. Die Reporter werden Dir die Bude einrennen.«
In dem Entschluß, Stillschweigen zu wahren, reiste meine Mutter im Oktober 1997, als sie meinen Vater in einer Klinik untergebracht wußte, für zwei Wochen in ein Sanatorium, um sich von den schweren Stunden des vergangenen Jahres ein wenig zu erholen. Kaum war sie von der Reise zurück, erzählte ich ihr von der Absicht einer großen Boulevardzeitung, über die Krankheit meines Vaters zu berichten. Während ihrer Abwesenheit hatte ich nämlich in Berlin den Anruf einer Journalistin erhalten. Unverfroren hatte diese behauptet, sie habe mit meinem Vater im Krankenhaus telefoniert: »Ihr Vater hat uns gesagt, daß er Alzheimer hat.« Eine Lüge, denn weder besaß er dort ein Telefon, noch hat er je gewußt, wie seine Krankheit heißt! Aber statt, wie sie mir versprach, für ihre Fragen erst einmal die Rückkehr meiner Mutter abzuwarten, prangte mir an einem Sonntag im Oktober auf der ersten Seite dieses Blattes als Aufmacher ein trostloses Foto meines kranken Vater in der Klinik entgegen. Überschrift: »Zaubergeiger Zacharias – krank und einsam im Pflegeheim – Freunde befürchten: Es ist Alzheimer.« Innenseite: »Freunde versprechen: Helmut, wir holen dich da raus.« Die Story war – wie sich bald herausstellte – erfunden worden von unseren »Freunden«, den Wirtsleuten G.

in Ascona und dem Ortsfotografen S. Am selben Sonntag erschien der diffamierende Artikel auch in einer Schweizer Sonntagszeitung.
Als Folge der ersten Sensationsgeschichte begannen sich dann auch weitere Blätter der Yellow Press für den prominenten Alzheimerpatienten zu interessieren. Ein Teil von ihnen übernahm den Originalartikel, doch ein anderer und noch größerer Teil wandte sich direkt an meine Mutter, um eigene Reportagen zu verfassen. So hatten wir Angehörige Gelegenheit zur Gegendarstellung.
Durch einen dieser wohlmeinenden Artikel – er erschien aus Anlaß des 80. Geburtstages meines Vaters am 27. Januar 2000 – geriet die »Hirnliga e.V.«, die sich im gesundheits- und forschungspolitischen Kampf speziell für Alzheimer-Kranke engagiert, dem »Fall Zacharias« auf die Spur. Meine Mutter wurde gefragt, ob sie das Ehrenamt einer Schirmherrin übernehmen wolle, was sie gerne tat. So ist schließlich aus Bösem vielleicht doch noch Gutes entstanden.

Vor einer erneuten Heimsuchung durch Fotografen und Journalisten muß der Patient Helmut Zacharias unbedingt geschützt werden. Die Würde dieses – wie aller – verwirrten Menschen sollte unantastbar sein! Wenn ich, als engste Angehörige, mich mit diesem Bericht an die Öffentlichkeit wende, habe ich in erster Linie die Leidensgenossen, Kranke und Angehörige, aber auch die Ärzte und die Gesundheitspolitiker im Visier. Sie alle mögen aus der Darstellung des Verlaufs und der bewegenden Fragen dieser Alzheimer-Diagnose die nötigen Lehren ziehen. Dieses Anliegen brachte für meinen Bericht die Notwendigkeit mit sich – in den

Grenzen der Zuneigung und der Achtung –, auf die erschreckenden, grausamen und traurigen Aspekte der Erkrankung meines Vaters einzugehen.
Ich wünsche mir, daß der Fall Zacharias künftig dort besprochen wird, wo er hingehört: in den Medien und Organisationen, die das Anliegen der Patienten und ihrer Angehörigen ernst nehmen. Für diesen guten Zweck stimmen wir als Familie des Kranken einer neuen Sicht auf die Person zu, an die man sich in der Öffentlichkeit als »Zaubergeiger« erinnert.

Ein Tabu kann nur gebrochen werden, wenn sich immer mehr Menschen dazu entscheiden, es einfach zu ignorieren. Solange die Alzheimer-Krankheit in Deutschland zu den Tabus zählt – und das ist so, obwohl man mittlerweile in jedem Bekannten- oder Familienkreis einen Fall von Alzheimer antrifft! –, bleiben die lebenswichtigen Fragen, wie die nach der Pflege durch Angehörige oder Unterbringung in einem Heim, unbeantwortet. In diesem Vakuum kann die Boulevardpresse scheinheilig als Anwalt der Betroffenen auftreten und als Sprachrohr von »Volkes Stimme« mit künstlich verursachter Aufregung über »böse Ehefrauen«, die einen »Zaubergeiger ins Pflegeheim abschieben«, Auflage machen.
Die Entscheidung, die Geschichte »unseres« berühmten Kranken mit diesem Büchlein öffentlich zu machen, soll alle nicht-berühmten Patienten mit ihrer Krankheit mit ins Scheinwerferlicht rücken. Seine Krankengeschichte verdeutlicht stellvertretend, wie dringend die Angehörigen den Durchbruch in der Ursachen- und Therapieforschung, aber

auch die Entlastung von der Bürde der Betreuung und der Krankenpflege ersehnen. Vielleicht hilft die freimütige Erzählung dieses persönlichen Dramas, das Tabu um die grassierende Altersdemenz vom Alzheimertyp abzubauen und damit den Blick für die Realitäten zu öffnen.

1 Durch Alkohol bedingte Zerstörung von Nervenzellen in den winzigen, aber überaus wichtigen Mammillarkörpern, von der der Rest des Gehirns unberührt bleibt.

2 »An idiopathic form of late-onset cerebellar cortical artrophy«, also eine Atrophie der Kleinhirnrinde (New England Journal of Medicine, Vol. 342,13.4.2000, S. 1126 ff.).

2. Einführung

»Ähnlichkeiten mit lebenden Personen sind rein zufällig«, heißt es oft in Romanen. Ein Satz, der beabsichtigt, die Menschen, die den Helden Pate standen, mit einer schützenden Anonymität zu umgeben. Ich habe mich bei diesem Bericht bewußt für die Aufhebung dieses Schutzes entschieden, damit die Ähnlichkeiten zwischen dieser Krankengeschichte – der eines Menschen, der im Blickpunkt der Öffentlichkeit stand – und den anonymen Krankengeschichten der Mehrheit zutage treten können. Denn diese Ähnlichkeiten sind keineswegs zufällig, sondern spiegeln die Eigentümlichkeiten der Alzheimerschen Krankheit wider. So weist der geschilderte Fall beispielsweise alle typischen Stadien und Verlaufsformen im Verfallen des Gedächtnisses, der Erinnerung, der meisten erlernten Fertigkeiten und Fähigkeiten auf. Was läßt die Krankheit übrig von dem unverwechselbaren Menschen und seiner Biographie? Sie ist in ihrer »Gleichmacherei« dem Tod verwandt. Und doch spricht die Persönlichkeit weiter, blitzt das Individuelle, der »Kern«, in vielen verbliebenen Äußerungen immer wieder auf. In der Krankengeschichte meines Vaters finden wir bestätigt, was Alexander R. Lurija, der Begründer der modernen Neuropsychologie, wie folgt formulierte: »Ein Mensch besteht nicht nur aus dem Gedächtnis, sondern verfügt auch über Gefühle und Empfindungen, über einen Willen und über moralische Grundsätze.«[3] In diesem Bereich, jenseits der unpersönlichen Psychologie, können Angehörige und behandelnde Ärzte eine Möglichkeit finden, einen Menschen emotional und in der Sphäre des Individuellen zu erreichen.

Das Beispiel meines Vaters Helmut Zacharias macht auch die medizinischen Defizite deutlich, die es verhindern, individuelle Bedürfnisse der Kranken wahrzunehmen. Ein Fall von Alzheimer stürzt eine Familie in existentielle Bedrängnis: Angehörige allein sind überfordert mit der Begleitung, Betreuung und zuletzt auch mit der Pflege des von der Alzheimerschen Krankheit betroffenen Menschen. Sie benötigen nicht nur ausreichende medizinische Aufklärung über die Einzelheiten der zunehmenden Verwirrtheit und Verzweiflung des Erkrankten, sondern brauchen auch frühzeitig den Kontakt zu Einrichtungen, die ihnen sachkundige Unterstützung bei den vielen Verhaltensfragen im alltäglichen Umgang mit dem Patienten geben. Die wachsende Hilflosigkeit des Patienten stürzt die Angehörigen ebenfalls in wachsende Hilflosigkeit. Zugleich aber wächst die Verantwortung für den Schutz des geliebten Menschen – bis die Angehörigen schließlich erkennen müssen, daß es ihre Möglichkeiten übersteigt, diesen Schutz weiter zu gewährleisten.

Das Krankheitsgeschehen ist bei der Alzheimerschen Krankheit so vielschichtig und schwer verständlich wie der menschliche Geist und das menschliche Gehirn als Ganzes. Daher kann dieses kleine Buch nur eine subjektive Auswahl an Themen bieten. Neben der Geschichte des Krankheitsverlaufs, die mit der Einweisung in ein Krankenhaus endet, werden einzelne Fragen aufgegriffen, die mir einer Erörterung in eigenen Kapiteln wert erscheinen.

3 Zit. bei Sacks »Der verlorene Seemann«

3. Die Krankengeschichte 1994–1997

Es war Hippokrates, der die Krankengeschichte, das heißt die Beschreibung oder anschauliche Darstellung des Krankheitsverlaufs, eingeführt hat. In einer nur medizinischen Krankengeschichte »gibt es kein Subjekt – es wird nur mit einer oberflächlichen Beschreibung erfaßt (›ein trisomischer, weiblicher Albino von einundzwanzig Jahren‹), die ebenso auf eine Ratte wie einen Menschen zutreffen könnte. Um die Person – den leidenden, kranken und gegen die Krankheit ankämpfenden Menschen – wieder in den Mittelpunkt zu stellen, müssen wir die Krankengeschichte zu einer wirklichen Geschichte ausweiten.«

(O.Sacks, Vorwort zu »Der Mann, der seine Frau mit einem Hut verwechselte«)

Im Sommer 1994 schrieb mein Vater an den Arrangements für eine neue CD mit dem Titel »Lust auf Gefühl«. Eines von ihnen betraf die Komposition »Avant de mourir«, den Klassiker der 20er Jahre von Georges Boulanger. Immer wieder verließ er sein Arbeitszimmer und klagte, wie sehr ihm diese Arbeit schwer falle. »Ich kann es nicht!« Aber solche Zweifel waren bei ihm nichts Außergewöhnliches.

Das erste deutliche Krankheitszeichen zeigte sich im Herbst desselben Jahres. Meine Eltern waren zu einer Gala aus Anlaß des 60. Geburtstags des Komponisten Christian Bruhn nach München gefahren. Es war der 20. Oktober 1994. Im Hotel Bayerischer Hof kam Dieter Thomas Heck, der ebenfalls eingeladen war, auf die beiden zu. Anstatt einer Begrüßung sagte mein Vater ein absonderliches Wort. Meine Mutter war geschockt, kann sich jedoch nicht mehr an den Ausspruch erinnern. »Zumindest war es nichts, was noch irgendwie als mißglückter Witz verstanden werden konnte.« Heck war peinlich berührt und fragte: »Was heißt das denn?« Ungefähr in diese Zeit fällt auch ein merkwürdiges Erlebnis, das ich mit meinem Vater hatte. Es war wohl bei meinem Besuch zum Weihnachtsfest 1994 in Ascona, als ich mit ihm wegen einer lächerlichen Kleinigkeit in Streit geriet. Er kam zu mir und hielt mir eine Musikkassette mit arabischer Musik vors Gesicht, die ich zwei Jahre zuvor auf seinen Wunsch hin aufgenommen hatte. In aggressivem Ton fragte er mich, was er mit der Kassette anfangen solle. Als ich seiner Erinnerung nachzuhelfen versuchte, schien er mich nicht zu verstehen. Ich meinte damals, er mache »Spielchen« mit mir und war gekränkt. Es befremdete mich, daß es mir nicht gelang, das Mißverständnis auszuräumen. Ähnliche »Mißverständnisse« hat es dann öfter gegeben.

Nach der Produktion der neuen CD in Berlin im November machten sich bei meinem Vater in zunehmendem Maße Schwierigkeiten bei der Wortfindung bemerkbar. »Zunehmend«, denn schon immer hatte er eine gewisse zögerliche Art zu sprechen. Doch jetzt quälte er sich manchmal regelrecht, seine Sätze zu Ende zu formulieren, und versuchte, sich mit Ersatzwörtern zu behelfen. »Was ist bloß mit mir los?« fragte er seine Frau verzweifelt und so meldete meine Mutter ihn bei einem Facharzt an, dem Münchener Universitätsneurologen Professor C. Er untersuchte meinen Vater im April 1995. Die Untersuchung umfaßte ein ausführliches

Gespräch, eine neurologische Abklärung mit EEG und mehrere bildgebende Verfahren, darunter eine Kernspintomographie des Gehirns. Noch am selben Tag teilte der Arzt meiner Mutter unter vier Augen seine Diagnose mit, indem er sie kurz beiseite nahm. »Es sieht ganz nach Alzheimer aus«, eröffnete er ihr. Das könne er mit großer Sicherheit aus dem Gespräch schließen, das er mit dem Patienten geführt habe. Auch die Bilder der Kernspintomographie würden in diese Richtung weisen, denn sie zeigten eine »Hirnatrophie mittleren Grades« (Verkleinerung des Großhirnumfangs). Damals, so meine Mutter, habe sie die Bedeutung des Wortes Alzheimer überhaupt nicht erfaßt: »Ich kannte diesen Begriff nur durch den Fall Rita Hayworth, hatte aber keine Vorstellung vom Verlauf dieser Krankheit – darum habe ich auch nicht den Schock erlitten, den ich heute, mit all dem Wissen, erleiden würde.«
Und wie nahm der Patient das Untersuchungsergebnis auf? Mein Vater war im Nachfragen ohnehin nicht sehr gründlich und gab sich mit der Aussage des Arztes zufrieden, er leide an einer »Stoffwechselstörung«, wogegen die verschriebenen Tabletten helfen würden.

Doch der Zustand des Kranken besserte sich nicht. Bei Wortfindungsstörungen war es mittlerweile nicht geblieben. Besonders am Abend beschlichen meinen Vater unerklärliche Ängste. Immer wieder fragte er seine Frau: »Was geschieht mit mir? Ich habe Angst!« Dazu quälten ihn depressive Stimmungen; manchmal erfaßte ihn helle Verzweiflung. Meine Mutter mußte hilflos miterleben, wie er in solchen Momenten ausrief: »Ich bin fertig«, »Ich will nicht mehr!«

Oder: »Ich kann nicht mehr!« Sie versuchte, ihn mit lieben Worten zu beruhigen, nahm ihn in den Arm und gab ihm in kleinen Dosen Tranquilizer, die der Arzt ihm, neben einem Antidepressivum, verschrieben hatte.
Auffallend war auch das abnehmende Interesse meines Vaters am sonst so geliebten Fernsehen. Er war selbst bei einem spannenden Kriminalfilm geistig abwesend und verfolgte die Handlung nicht mehr. Ein anderes Krankheitssymptom war die Veränderung des Tag- und Nachtrhythmus. Manchmal kam es vor, daß meine Mutter, wenn sie mitten in der Nacht aufwachte, Geräusche hörte. Sie ging dann zu ihrem Mann ins Zimmer und sah ihn fertig angezogen auf seinem Bett sitzen. Er hatte seinen Kulturbeutel gepackt und sagte voller Unruhe: »Wir müssen jetzt los!« Ein anderes Mal fragte er seine Frau: »Gibt es jetzt Frühstück?« Es war erst 3.00 Uhr!

Die Gemütslage meines Vaters verschlechterte sich. Überwiegend war er in sich gekehrt und wortkarg. Doch erlebte er neben Angst und Verzweiflung auch Momente des Überschwangs. Dann nahm er seine Frau plötzlich fest in den Arm und beschwor die Vision der ehelichen Treue »bis daß der Tod Euch scheidet«: »Ich will immer mit Dir zusammen sein!«

Der beginnende Zerfall seiner Erinnerung, seines Gedächtnisses und die seelischen und physiologischen Veränderungen mußten früher oder später auch die berufliche Arbeit des Künstlers gefährden. Damals hoffte ich allerdings noch, die Krankheit würde vor seinem »musikalischen Gedächtnis« Halt machen. So hatte ich es in einer Patientengeschichte bei Oliver Sacks, dem meisterlichen Beobachter, Theoretiker und Erzähler neuropsychologischer Krankheitsschicksale, gelesen.

Doch nach der Stellung der Diagnose sollten nur noch eineinhalb Jahre beruflicher Aktivitäten, von April 1995 bis August 1996, vergehen. In diesen Monaten jedoch hat mein Vater intensiv gearbeitet und ein Arbeitspensum bewältigt, das komprimiert war wie selten zuvor. Am 3. September 1995: Großes Live-Radiokonzert in Berlin zum 75. Geburtstag des Bandleaders und langjährigen Freundes Werner Müller, anschließend Fernsehauftritt bei der Deutschen Welle, Studio Berlin. Im November erhielt er den »Bambi« in München für sein Lebenswerk, zusammen mit seinen Kollegen Caterina Valente und Vico Torriani. Alles ging gut, auch seinen Text sprach er flüssig und ohne Aussetzer. Er begeisterte das Publikum mit seiner Darbietung von »As time goes by«. Der Musikkritiker Franz Josef Wagner schrieb: »Für ihn gibt es keinen Nachfolger, was allein für seine Größe spricht.«

Am 5. Dezember trat er im ZDF bei Dieter Thomas Hecks »Melodien für Millionen« auf. Er spielte »Avant de mourir«, war so synchron wie immer. Auch hier ging alles glatt, zum Glück mußte er keinen Text sprechen. Das war sein letzter Live-Auftritt im Fernsehen.

Bei einer Gala im März 1996 musizierte mein Vater zusammen mit seinem Freund Horst Jankowski. »Die traurige Besonderheit dieses gemeinsamen Auftritts war«, wie sich meine Mutter erinnert, »daß Jankowskis Frau gerade von seinem Arzt die Nachricht erhalten hatte, Horst habe Lungenkrebs. Ohne es zu wissen, standen die beiden guten

Kollegen an diesem Tag zum letzten Mal zusammen auf der Bühne, und nur wir zwei Frauen ahnten es damals schon.«

Dann der Juni 1996. Meine Mutter war psychisch und physisch in ein Tief gefallen. Sie mußte wieder einmal in der Privatklinik am Tegernsee »ihre Batterie aufladen«. Deshalb bat sie mich, für zwei Wochen nach Ascona zu kommen, um meinen Vater zu betreuen. Ich nahm mir vor, alles gut zu machen, darauf zu achten, daß er seine Medikamente einnimmt, ihm etwas Schönes zu kochen und hatte mir für die erste Woche einen Speiseplan ausgedacht. Doch es kam anders. Am dritten Tag bemerkte ich, daß mein Vater vergessen hatte, die Pillenration vom Vortag einzunehmen. Als ich ihn darauf aufmerksam machte, wurde er ärgerlich und leugnete es. Sein Ärger schwoll an bis zur Rage, seine Stimme überschlug sich in höchster Erregung, und ich glaubte, daß er gleich zuschlagen würde. Noch nie hatte ich ihn so erlebt, ich erkannte ihn nicht wieder. Dieser Wutanfall überstieg bei weitem die Reaktionen, die er bisweilen an den Tag legte. Mit Herzklopfen bis zum Hals flüchtete ich aus dem Haus und fuhr zu einer Freundin unten im Dorf. Der Hausarzt, den ich von dort aus als erstes anrief, wußte schon von dem Vorfall, mein Vater hatte ihn bereits aufgesucht. Doch hatte der Mediziner offenbar noch keine Erfahrung mit Alzheimer-Kranken, und daher fehlte ihm auch die notwendige Distanz zu den Ausführungen seines Patienten. Vorwurfsvoll fragte er mich: »Was haben Sie mit Ihrem Vater gemacht, Sylvia?« Eine praktikable Anweisung, wie ich meinen Vater etwa besänftigen und die Tablettenfrage lösen könnte, hatte er jedoch nicht für mich parat. Stattdessen meinte er: »Geben Sie ihm die Geige!« Das aber war so ziemlich das letzte, was ich tun würde, wahrscheinlich hätte mein Vater seine Wut in einem solchen Moment sogar an seinem Instrument ausgelebt. Nachdem ich am nächsten Morgen zurückgekehrt war, versöhnten mein Vater und ich uns wieder. Ich richtete den Tablettenspender neu ein und schrieb deutlich Wochentage und Zeiten darauf. Er blieb einige Tage lang »vernünftig« und schien meine Anwesenheit sogar zu genießen. Wir machten Ausflüge, gingen essen. Dann folgte ein neuer Tobsuchtsanfall. Wieder war der Grund – wie mir schien – ein fadenscheiniger, und ich war nur die Zielscheibe. Nochmals floh ich zu unserer Freundin und blieb über Nacht. Am nächsten Morgen rief ich meine Mutter an und bat sie, früher zurückzukommen. Sie verstand sofort, daß ich mit den geschilderten Aggressionen meines Vaters nicht fertig geworden bin. Im Stillen fand ich es unverantwortlich von ihr, meinen psychisch kranken Vater einem »Laien« wie mir zu überlassen. Aber was sollte sie anderes tun?

Das Live-Radiokonzert des Hessischen Rundfunks in Frankfurt war die letzte Vorstellung meines Vaters auf einer Bühne. Das war am 7. September 1996. Wie immer seit dem ersten Auftreten seiner sprachlichen Ausfälle befürchtete meine Mutter, er würde bei seinen Ansagen den Faden verlieren. Doch machte sich seine Krankheit nicht bemerkbar. Gesellschaftliche Anlässe wurden von nun an zum ernsten Risiko. Meine Mutter erinnert sich noch gut eines Abends im November 1996. Sie waren zur Verleihung des Marlene-Dietrich-Preises ins Deutsche Theater nach München eingeladen. »Die Fotografen stürzten sich auf uns, Papa war lange nicht in der Öffentlichkeit gesehen worden.« Als prominente

Gäste saßen sie in der dritten Reihe und wurden vorgestellt. Während der ganzen 120 Minuten des Festaktes befürchtete meine Mutter, mein Vater würde sich laut über irgendwelche Darbietungen auf der Bühne äußern. »Nichts sagen!« flüsterte sie ihm immer wieder zu, »nichts sagen!« Nach dem offiziellen Teil sind sie beide umgehend ins Hotel zurückgefahren.

Weil meine Mutter das Wagnis, daß sich ihr Mann verraten und öffentlich »outen« könne, nicht noch einmal eingehen wollte, lehnte sie gesellschaftliche Verpflichtungen seit diesem Tage ab. Auch berufliche Angebote hat sie, als seine Managerin, nach der beklemmenden Situation im Deutschen Theater nicht mehr angenommen. Und ihm auch nichts von solchen Angeboten erzählt. Sie wußte, daß mein Vater seinen Beruf niemals freiwillig aufgeben würde: »Denn es gibt keinen passionierten Bühnenkünstler, der das tat; sie wünschen sich alle, auf der Bühne zu sterben.«

Bei ihren Absagen erklärte meine Mutter: »Es geht Helmut nicht gut.« Zur Begründung erwähnte sie seine nur wenige Jahre zurückliegende Herzoperation. Die Wahrheit wußten nur Werner Müller und Wolfgang Kaminski, der Freund und Konzertagent.

Damit bildete das Jahr 1996 den Schlußpunkt der siebzigjährigen Karriere meines Vaters als Bühnenstar, die 1926 mit seinem ersten Auftritt als Sechsjähriger im Cabaret »Faun« in Berlin begonnen hatte.

Bei dieser schweren Entscheidung nahm meine Mutter in Kauf, daß ihr Mann sie immer wieder drängte, seine musikalischen Ambitionen zu unterstützen und Produktionsideen zu realisieren oder Aufträge zu akquirieren. Bedingt durch seine Erkrankung stellte er damals manchmal »verrückte«, unrealistische Forderungen an seine Managerin, die er in aggressivem Ton äußerte. Vielleicht ahnte er die drohende Demontage seines musikalischen Könnens, ängstigte sich vor der beruflichen Zukunft. Das würde jedenfalls erklären, weshalb er in seinen Forderungen so maßlos wurde. Zuletzt hat sich mein Vater »so sehr gewünscht, in seinem Haus mit einem seiner Kollegen am Klavier Musik zu machen«, erinnert sich meine Mutter. »Kann denn nicht einer von ihnen hierher kommen?« fragte er. Sie vermittelte Telefonate mit Paul Kuhn, Horst Jankowski und Kai Rautenberg. »Du Kai, ich schreibe ein Lied für Michael Schumacher, kommst Du her?« Aber Kai mußte ihn vertrösten. Mit einer Asconeser Pianistin, die ihn im Haus besuchte, lag er musikalisch leider nicht auf einer Wellenlänge.

Nur allzu oft war er unglücklich über seinen Zustand, der aber niemals lange anhielt. Sein allgemeines Urteilsvermögen war nichts Kontinuierliches mehr. Es unterlag wohl nicht mehr der eigenen Entscheidung, sondern folgte bereits der Willkür plötzlich auftretender »flashs« oder »Erinnerungsfenster«.

Mein Vater verlernte immer mehr, beispielsweise die Handhabung seiner technischen Geräte, der Stereoanlage oder des Videorecorders usw. Nach knapp zwei Jahren war er nicht mehr in der Lage, Briefe zu schreiben. Dabei hatte er stets als Verfasser sensibelster Formulierungen gegolten, wenn es etwa um Anteilnahme am Tod eines seiner Freunde ging. Bestürzt stellten wir später fest, daß ihm auch sein

Autogramm abhanden kam. Das Ablesen der Zeit wurde zum Problem für ihn. Oft stand er vor der Uhr am Kamin seines Wohnzimmers und verglich sie mit seiner Armbanduhr. Meine Mutter sieht ihn noch heute deutlich vor sich, wie er hilflos auf das Zifferblatt blickte: »Ich wollte ihm helfen, erklärte ihm den großen und kleinen Zeiger – aber er verstand mich nicht. Da konnte ich schon mal sehr ungeduldig werden, denn ich machte mir in diesen Momenten nicht klar, daß dies ein Symptom der Krankheit ist. Wir waren beide verzweifelt.«

Das Weihnachtsfest des Jahres 1996 erlebte ich gemeinsam mit meinen Eltern, zu dritt allein. Es wurde das traurigste Weihnachtsfest meines Lebens, da mein Vater den Sinn des Festes nicht mehr erfassen konnte. Er nahm keine Notiz von dem festlich geschmückten Tannenbaum. Dieser war für ihn wie nicht vorhanden. Zwar setzte er sich wie gewohnt an den Flügel, um Weihnachtslieder zu begleiten, spielte jedoch nur eine einzige Strophe des jeweils intonierten Liedes. Mama und ich sangen mit dünnen Stimmen allein weiter. Zum erstenmal in meinem Leben erhielt ich von meinem Vater kein Geschenk, obwohl das Schenken ihm besonders am Herzen lag und er immer in Nöten gewesen ist, etwas Passendes zu finden. Ich schenkte ihm drei Hörkassetten mit Stephen King-Geschichten, da ich wußte, daß er mit dem Lesen Probleme hatte. Aber er nahm keines unserer Geschenke überhaupt wahr, packte sie nicht einmal aus und bedankte sich auch nicht. Meine Mutter weiß noch, wie ich erfolglos versuchte, ihn auf die Schönheit eines Cashmerepullovers, den sie ihm gekauft hatte, aufmerksam zu machen.

1997, im letzten Jahr seines Zuhauseseins, nahm die Krankheit meines Vaters dann einen dramatischen Verlauf. Am 5. Mai feierte meine Mutter mit uns und ein paar Freunden ihren 74. Geburtstag in einem Restaurant in Ascona. Als sie beim Bezahlen der Rechnung ist, eilt plötzlich die Besitzerin an den Tisch und sagt: »Kommen Sie bitte, Ihr Mann fährt gegen die Mauer!« Mein Vater saß in seinem Cadillac und hatte statt des Rückwärtsgangs den Vorwärtsgang eingelegt. An der Parkplatzmauer prallte der Wagen vor und zurück. Taxifahrer Fausto wurde gerufen, um die Familie zurück nach Hause zu fahren, da »mit dem Auto etwas nicht in Ordnung« sei, wie meine Mutter ihrem Mann erklärte. Ich hatte diese Szene schon im Traum vorausgesehen: Mein Vater verübte an seinem so heißgeliebten Cadillac gewaltsame Akte, er schlug immer wieder mit der Wagentür gegen die Garagenwand.
Im Juni hatte es meine Mutter nach wochenlangen Überredungskünsten schließlich erreicht, daß mein Vater sich auf seine Fahrtüchtigkeit hin amtsärztlich untersuchen ließ und er der Polizei freiwillig seinen Führerschein aushändigte.

Lanzarote, 2.–16. Juli 1997. Dies wurde die letzte Reise meines Vaters. Er und seine Frau ließen sich von Ascona im Taxi nach Zürich bringen. Sie mußten dort im Hotel übernachten, da ihr Flugzeug bereits früh am nächsten Morgen abfliegen sollte. »Als wir gegen 17.00 Uhr im Hotel ankommen«, erzählt meine Mutter, »setzt sich Papa in die Halle und besteht darauf, wieder nach Hause zu fahren, er hat Angst vor der Reise. Alles liebevolle Zureden von Fausto und mir hilft nichts. Dann fiel mir ein, daß wir keine Mittagsmahlzeit

und auch das obligatorische Viertel Wein nicht zu uns genommen hatten.« Sie ließ meinem Vater ein Glas Rotwein bringen, worauf er sich beruhigte und seine Befürchtungen vergaß.
Als die beiden im Hotel auf Lanzarote eintrafen, war auch ich bereits dort. Wir wollten diese zwei Wochen gemeinsam verbringen. Während meine Mutter eincheckte, übernahm ich meinen Vater. Er war völlig verstört und klagte: »Ich möchte sterben!« Ich besann mich auf das Allheilmittel und schlug vor, ein Glas Wein zu trinken. Es funktionierte: Er ließ sich von mir zur Bar führen und fühlte sich bald darauf besser.
Der Tagesrhythmus meines Vaters spielte mehr und mehr verrückt. Er schlief bis zwölf, frühstückte, wenn wir zu Mittag aßen und setzte sich – ohne unser Wissen – nachts an die Hotel-Bar, wenn wir schliefen. Beim Anziehen verwechselte er Hemd und Hose. Während des Abendessens im Lokal saß er teilnahmslos, in sich selbst zurückgezogen, mit uns am Tisch. Seine einzige Freude schien das Schokoladeneis zu sein, das er sich aus der Eistruhe holte, während Wein ihn plötzlich nicht mehr interessierte. Nur an einem Abend blühte er auf. Das war, als wir mit drei sympathischen Menschen aus England zusammensaßen, die ihn durch seine Musik kannten.
Am 3. Juli kam mein Bruder Stephan für eine Woche aus Hamburg. Ihm fiel auf, daß Papa sehr verwirrt war: Er habe Christina, seine Enkelin, immer »Er« genannt!

An einem der Abende führten wir Geschwister (mein Bruder Thomas weilte nicht auf der Insel) ein tiefgründiges Gespräch über unseren Vater und seine Krankheit, die wir auf die Formel »Verrücktes Leben – verwirrtes Sterben« brachten. Stephan deutete die Demenz als »eine tödliche Konsequenz des Charakters«; die problematischen Aspekte seiner Persönlichkeit interpretierten wir als eine Mischung aus Paranoia, Einsamkeit, Sucht nach dem ›Bad in der Menge‹, verpaßter beruflicher Weiterentwicklung und Ausreißertendenzen.

An einem schönen Tag mit Wind und Wellen erlebte die Familie ihren Vater noch einmal ausgelassen in der Brandung badend und am Strand auf und ab joggend. Als Stephan sechs Tage später aufbrach, um nach Hause zu fliegen, hätte mein Vater ihn am liebsten begleitet. »Geht wohl nicht, daß ich mitkomme?« Mindestens einmal am Tag äußerte er den Wunsch aufzubrechen, ganz weit weg, irgendwohin zu fahren – nach Ascona, nach Hamburg, nach München. Er fühlte sich zunehmend unbehaust. »Doch wollte er auch als gesunder Mensch immer dort sein, wo er gerade nicht war«, kommentiert meine Mutter.

Nach Stephans Abreise kamen die Enkelkinder Alexander und Christina zu Besuch ins Hotel. Christina führte ihrem Großvater einen Handstand vor, und er reagierte mit einem typischen Wortwitz: »Donna«-Wetter!!

Kurz darauf passierte ein kleiner Unfall, der ihn traumatisierte und seine Krankheit einem Höhepunkt zutreiben sollte. Sein sechsjähriger Enkel machte Kopfsprünge ins Wasser eines Beckens für Schwimmer, eines der vier verschiedenen Becken der Poolanlage des Hotels. »Großmama« wollte ihren Mann dazu animieren, mit seinem Enkel in Kontakt zu kommen: »Zeig' ihm doch mal, daß sein Großpapa auch einen Köpfer machen kann!« Mein Vater stand aber nur bis an die Knöchel in einem Becken, das flach ins Wasser führte. Ohne dies zu realisieren, folgte er der Ermunterung seiner Frau und sprang mit einem kräftigen Hechter in den Pool. Mit Schrecken halfen wir ihm wieder auf die Beine. In einem Rollstuhl, den der Hotelarzt für Notfälle bereithielt, beförderten wir den Verletzten zum Arztzimmer. Eine Kopfwunde oder Gehirnerschütterung schien er sich bei seinem Sturz zum Glück nicht zugezogen zu haben, nur einige Abschürfungen an Knie und Waden mußten versorgt werden. Wie sich bald darauf herausstellen sollte, reichte die Bedeutung des Unfalls weiter, als die Familie ahnte. In einem beunruhigenden Traum, den ich einige Tage vor meiner Abreise nach Lanzarote gehabt hatte, stürzte sich mein Vater kopfüber von einem Felsen in eine tiefe Schlucht.

Die gemeinsame Rückreise beschreibt meine Mutter als »Horrortrip.« Zum erstenmal in seinem Leben hatte mein Vater während der Flugreise Angst: »Helmut war selbst Sportflieger. Stets hat er mich, die Flugangst hatte, auf unseren unzähligen Flügen in fünf Jahrzehnten beruhigt, hat mir bei Turbulenzen die technischen Vorgänge erklärt. Obwohl der gesamte Rückflug von Lanzarote ruhig verlief, brach er eine halbe Stunde vor der Landung in Panik aus, weil er glaubte, wir stürzen ab.« Auch nach der Landung war er noch immer unruhig, doch mußte sich meine Mutter um die Koffer kümmern und konnte nicht gleichzeitig ihrem Mann beistehen.

Auf der nächtlichen Fahrt mit ihrem Taxichauffeur Fausto von Zürich nach Ascona fragte der Kranke immer wieder ängstlich: »Wo sind wir denn? Wo fahren wir hin?« – »Nach Ascona, nach Hause!« – »Was für ein Haus?« – »In unser schönes Haus!« Das schien ihm nichts mehr zu sagen, er versuchte, die Tür zu öffnen, und wollte aussteigen. Mit einer Tranquilizertablette konnte ihn meine Mutter dann irgendwann beruhigen.

In den Tagen, die auf die Rückkehr aus dem Urlaub folgten, verschlechterte sich der Zustand meines Vaters zusehends. Er war jetzt plötzlich nicht mehr imstande, sich zu duschen und ohne fremde Hilfe anzuziehen. Nachts fand er die Toilette nicht mehr. Für die morgendlichen Rituale organisierte meine Mutter daher eine Pflegerin. Sie war jung und sah hübsch aus. »Papa ließ sich zum Glück gern von ihr helfen!«

Zufällig habe ich Vorkommnisse aus dieser Zeit in meinem Tagebuch notiert. So vermerkte ich am 26. Juli 1997: »Anruf von Mama: Papa hat die Fernbedienung des Fernsehgerätes aufgemacht, sie auseinandergenommen und in ihre Bestandteile zerlegt. Dito vorgestern mit seinem Rasierer. Nachts vor drei Tagen sei er, wie er ihr sagte, mit seinem Auto in der Gegend umhergefahren. Mama bekam einen Riesenschreck und ließ gestern ein Kabel im Motor des Wagens durchtrennen.«

31. Juli 1997. An diesen schlimmen Tag kann sich meine Mutter noch deutlich erinnern: »Als ich aus dem Mittagsschlaf aufwachte, war Papa nicht im Hause. Ich hörte meine Freundin Hannelore auf dem Parkplatz – achtzig Treppenstufen tiefer – ankommen, und im selben Augenblick ver-

nahm ich dort unten auch schon seine erregte, verzweifelte Stimme. Ich rief Hannelore zu: »Kümmere Dich um Helmut, laß ihn nicht weglaufen!« Dann rief ich den sozialpsychiatrischen Dienst in Locarno an. Zehn Minuten später trafen zwei Psychiater auf dem Parkplatz ein, ein junger Arzt und eine Ärztin. Sie versuchten, Papa zu überreden, wieder nach oben ins Haus zu gehen, aber er wollte nicht: ›Wieso soll ich da rauf?‹ ›Da ist ein Freund von Euch zu Besuch!‹ beschwor ihn Hannelore, und schließlich ließ er sich tatsächlich die achtzig Stufen hinauf und bis in sein Schlafzimmer geleiten. Dort gab ihm der Arzt ein Beruhigungsmittel und sprach ihm zwei Stunden lang gut zu. Wie sich erst später herausstellte, hatte er bei Nachbarn geklingelt und gefragt, wie er nach Ascona komme – sie hatten ihn zum Glück nicht weggehen lassen, sondern ihn wieder an die Stufen zu seinem Haus geführt.«

Unterdessen beriet sich meine Mutter mit der Ärztin, wie und wo mein Vater jetzt kurzfristig therapeutische Hilfe bekommen könne. Sie war mit ihrem Latein am Ende, wußte nicht mehr, wie sie seine Erregungsschübe auffangen oder ihn vor dem Umherirren schützen sollte. »Was sollte ich machen, wenn er mitten in der Nacht weglief?«

In der Nähe gab es ein Krankenhaus, das über eine psychiatrische Abteilung verfügt. Bis in die Abendstunden dieses Sonntags führte meine Mutter viele Telefonate, um den ärztlichen Leiter dieser Klinik zu erreichen. Es war bereits 21.30 Uhr, als sie endlich Erfolg hatte. Der Arzt versprach sofort, für meinen Vater am nächsten Tag ein Bett bereitzustellen.

Nun stand meine Mutter vor der nächsten großen Schwierigkeit: Wie sollte sie ihren Mann, der mittlerweile schlief, am nächsten Tag dazu bewegen, freiwillig mit ins Krankenhaus zu fahren? Dazu meine Mutter: »Ohne daß Papa es bemerkte, packte ich am nächsten Morgen – es war der 1. August und Schweizer Nationalfeiertag – eine Reisetasche für ihn und verstaute sie heimlich im Kofferraum. Dann schlug ich vor, mit Hannelore einen Ausflug in ein Dorf in den Bergen zu machen, wo sie ein hübsches Lokal, eine Grotto, wüßte. Wir fuhren in den Ort, hielten dort aber nicht vor dem Lokal, sondern vor der Klinik, was er nicht mehr realisieren konnte! Da wir beide einen verletzten Zeh hatten – er noch von seinem Sturz ins Schwimmbecken – hatte ich einen Grund, uns beide ärztlich untersuchen zu lassen. Daß von der Grotto nicht mehr die Rede war, hatte er bereits vergessen. Im Krankenhaus gingen wir in das für ihn schon bereitstehende Zimmer und nahmen dort Platz. Der Arzt kam und begrüßte uns freundlich. ›Ach, guten Tag, Herr Zacharias!‹ Während er zuerst meinen Fuß untersuchte, unterhielt er sich mit ihm und testete ihn auf seinen psychischen Zustand hin. ›Du kannst ja Deinen Fuß auch gleich zeigen, Helmut!‹ meinte ich beiläufig zu ihm. Er stimmte widerstandslos zu. Darauf sagte ich, Hannelore und ich würden solange spazierengehen. Wir sind dann aber schweren Herzens nach Hause zurückgefahren.«

Mein Vater kam nie wieder in sein Haus zurück. Das am Hang gelegene Grundstück, mit seinen vielen Möglichkeiten, den Berg hinunterzustürzen, bot keinen sicheren Aufenthaltsort mehr für einen dauerhaft hilflosen und desorientierten Menschen wie ihn.

Wie mein Bericht erkennen läßt, war seine Krankheit damals in ein neues Stadium getreten. Er litt nun an einem Zustand emotionaler und geistiger Verwirrtheit, der mit extremen Erregungsschüben einherging. Deshalb war er auf die Behandlung mit speziellen Arzneimitteln – Neuroleptika – angewiesen, die unter strenger ärztlicher Aufsicht angewandt werden müssen. Sie sollten ihn beruhigen, seinen Kreislauf dabei aber nicht zu stark hinunterregeln. Sonst bestand die Gefahr von Infektionen – und tatsächlich erkrankte mein Vater in der ersten Woche seines Klinikaufenthaltes an einer Lungenentzündung.

Seine Betreuung bedeutete »Schwerstkrankenpflege« rund um die Uhr. In dem Krankenhaus, das von katholischen Nonnen geleitet wird, wurde er während der ersten eineinhalb Jahre mit rührender Hingabe gepflegt. Auffallend war, daß sich seine Sprache verändert hatte, und er brabbelte häufig monomanisch vor sich hin, in schwerverständlichen Sätzen; »konfabulieren« wird das in der Medizin genannt. Vielleicht gab es etwas, das sich noch nicht verändert hatte? Sein Arzt hatte eines Tages die Idee zu einem Experiment. Er wollte versuchen, seinen Patienten wieder an seine Violine – die »Nummer Eins« in seinem Leben – heranzuführen. Also brachte meine Mutter ihrem Mann das geliebte Instrument mit ins Krankenhaus. Es war unvergeßlich, was mein Vater als erstes tat, nachdem er seine Geige aus dem Kasten genommen hatte: Er führte seinem Auditorium, Arzt, Ehefrau und Tochter, seinen alten Bühnen-Schabernack vor, bei dem er – immer zum Entsetzen des Publikums – scheinbar in seine Geige hineinbiß. Dazu machte er die völlig authentisch wirkenden, krachenden Geräusche, indem er seinen Geigenbogen entsprechend auf dem Rücken der Geige manipulierte. Wir waren sprachlos vor Freude. Auf Bitten des Arztes spielte er dann seinen persönlichen Evergreen-Hit »Wenn der weiße Flieder wieder blüht.« Doch er führte ihn zu unserer Beklommenheit nicht zu Ende, sondern hörte schon nach wenigen Takten wieder auf. In den folgenden Wochen hat er zwar noch hin und wieder gespielt, sein Wissen und sein Wollen um diese, seine »große Liebe« verblaßte dann aber sehr rapide, um nie mehr wieder aufzublühen.

Es begann nun ein anderes, neues Leben für meinen Vater, für seine Familie fremd und kaum vorstellbar. Wir Kinder mußten uns daran gewöhnen, unseren Vater nicht mehr im Elternhaus anzutreffen, dem Ort, der fast vierzig Jahre lang aufs Engste mit ihm verbunden war. Ein viel größerer Einschnitt ergab sich daraus aber im Leben meiner Mutter, die fortan von ihrem Mann getrennt leben mußte, ohne Hoffnung auf eine Veränderung.

Nachdem sie meinen Vater in der Klinik erst einmal gut untergebracht wußte, erkrankte sie selbst. Es war wohl der berühmte »Zusammenbruch nach dem Examen«. Streß, Anspannung und Aufregung entluden sich in einer Nervenkrise mit psychosomatischen Reaktionen. Sie begab sich ihrerseits in eine Klinik nach Deutschland. Als sie nach der Rückkehr im Oktober erfahren mußte, daß die beiden größten Boulevard-Sonntagsblätter Deutschlands und der Schweiz ihren Mann als »Alzheimer-Kranken« denunziert und sie als Ehefrau mit scheinheiligen Anklagen beleidigt hatten, konnte von Erholung keine Rede mehr sein. Kurz vor dem Weihnachtsfest mußte sie sich erneut ins Krankenhaus begeben – diesmal in eben jenes, in dem sich auch mein Vater befand. Hier verbrachte sie insgesamt fünf Wochen.

Als im Februar 1999 ein Platz in einem Senioren- und Pflegeheim über dem Lago Maggiore frei wurde, das unsere »Wunsch-Adresse« war, beschlossen wir nach Abwägung des Für und Wider – wie würde mein Vater die neue menschliche Umgebung verkraften? –, ihn dort unterzubringen. Zum Erstaunen meiner Mutter gab er seine begeisterte Zustimmung, als sie ihn in sein »neues Heim« führte und rief ein ums andere Mal freudig »Fabelhaft!« aus.
Sein Zimmer, in dem er auch heute noch lebt, ist sonnig, mit herrlichem Blick auf den See und die Berge; wenn er auch beides nicht mehr bewußt wahrnimmt. Nach dem dortigen Pflegekonzept werden Alzheimer-Kranke nicht von den anderen pflegebedürftigen Patienten abgeschirmt. Mein Vater darf seinem Bewegungsdrang folgen und im Hause umhergehen – mit der Einschränkung, daß er die Türen ins Freie nicht allein öffnen kann; Alzheimer-Kranke verbrauchen durch die für sie typische Unrast bis zu 3.500 Kalorien am Tag, was ihren großen Appetit erklärt. Da mein Vater noch sehr viel Geschmack an seinen früheren Lieblingsspeisen findet – z.B. Wiener Würstchen oder Räucherlachs, aber auch Eis, Schokolade und Apfelkuchen –, bringen wir ihm meistens etwas davon mit, und gehen mit ihm in dem großen Garten spazieren.

Nachschrift

Über die Ursachen, die bei meinem Vater zum Ausbruch des Morbus Alzheimer geführt haben, gibt es nur Spekulationen. Die Medizin spricht derzeit von einer »multifaktoriellen Genese«, d.h. von einem Zusammenspiel verschiedener, in ihrer Bedeutung nicht deutlich einzuschätzender Ursachen. Zum einen gilt das Lebensalter als »Risikofaktor«: Je älter ein Mensch wird, desto größer ist die Wahrscheinlichkeit, daß er an Alzheimer erkrankt. Zweitens kann Altersdemenz in der Familie, bei Eltern oder Großeltern, auf das Vorhandensein von Erbfaktoren hinweisen. Auch bestimmte Vorerkrankungen des Patienten könnten eine Rolle spielen. Schließlich räumen ganzheitlich orientierte Mediziner auch eine Beteiligung biographischer Einflüsse – vom Bildungsniveau bis hin zu bestimmten Lebensereignissen –, an der Entstehung der Krankheit ein.

Bei meinem Vater war jeder dieser vier Risikofaktoren vorhanden. Er war bereits fünfundsiebzig Jahre alt, als sich erste Krankheitsanzeichen bemerkbar machten. Er hatte einen Großvater, der im Alter von 78 Jahren möglicherweise auch an Alzheimer erkrankt war. Nachdem er 1942 in eine Nervenheilanstalt in Berlin-Buch eingeliefert worden war, haben ihn die Nazis zwei Jahre später, 1944, im Rahmen ihres Programms »Vernichtung unwerten Lebens« ermordet. In den Jahren nach seinem 68. Geburtstag wurde mein Vater dreimal operiert, darunter 1991 am Herzen. Auf die Frage schließlich, ob eine biographische Komponente die Alzheimersche Krankheit bei ihm begünstigt haben könnte, gibt es keine eindeutige Antwort.

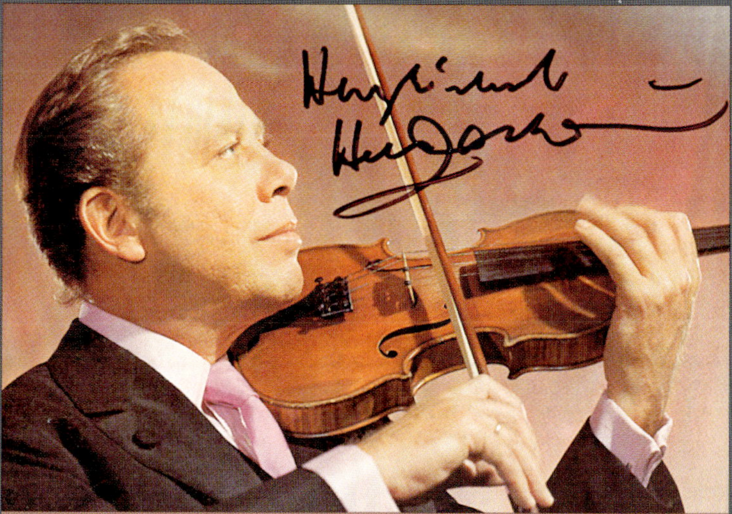

Photos aus dem Familienalbum

Hirnliga e.V.

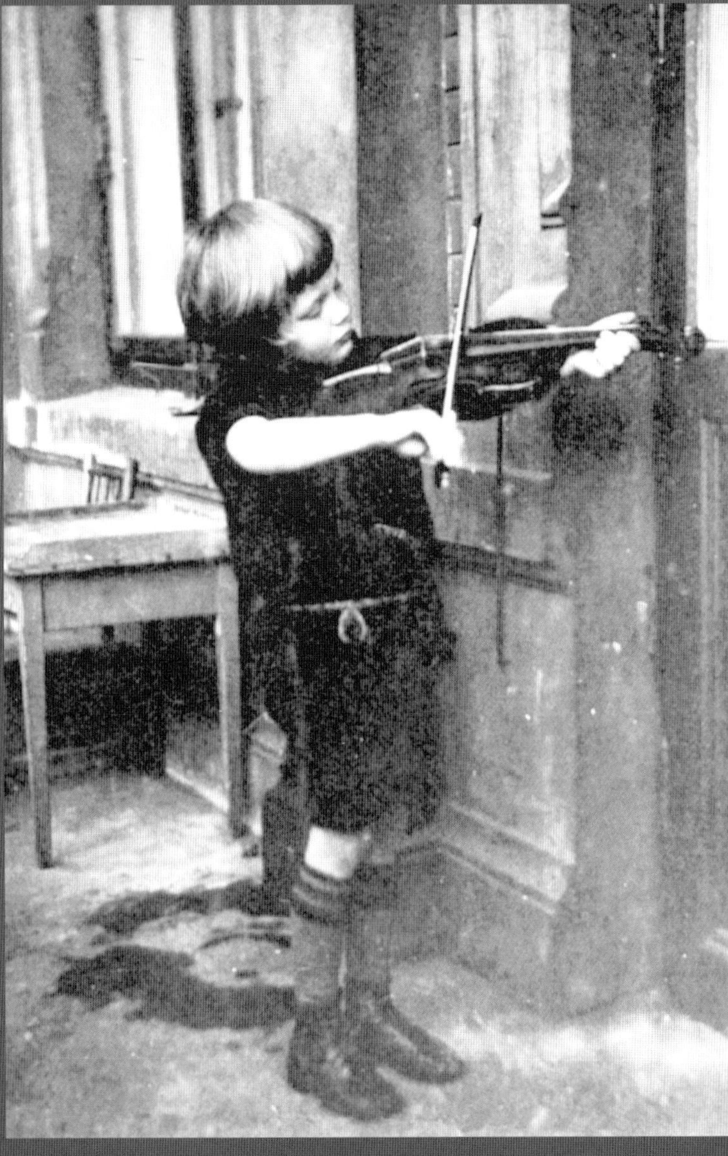

Helmut mit vier Jahren beim Üben, 1924

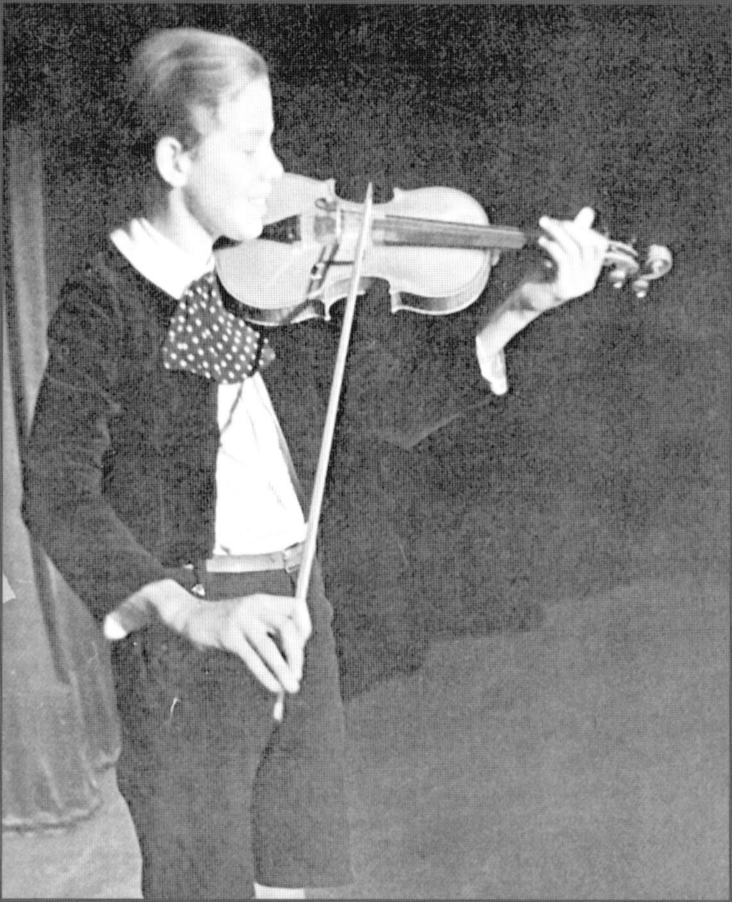

...mit fünfzehn Jahren im Wintergarten,
Berlin, 1935

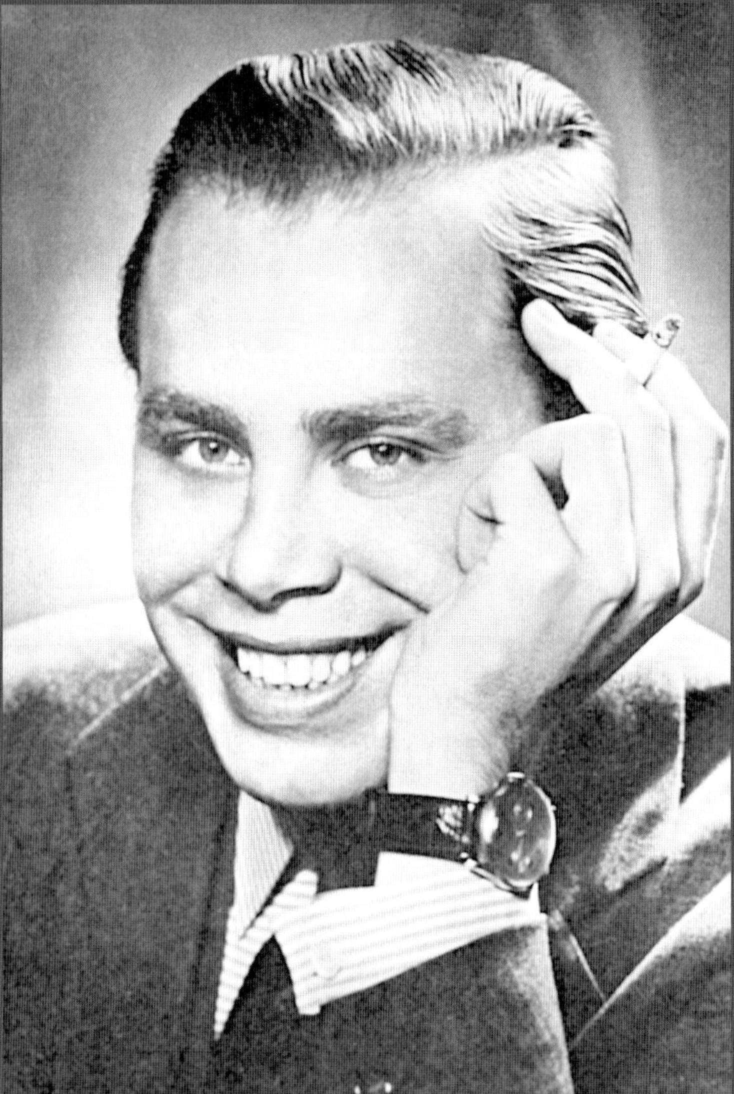

Autogrammkarte Polydor, 1950

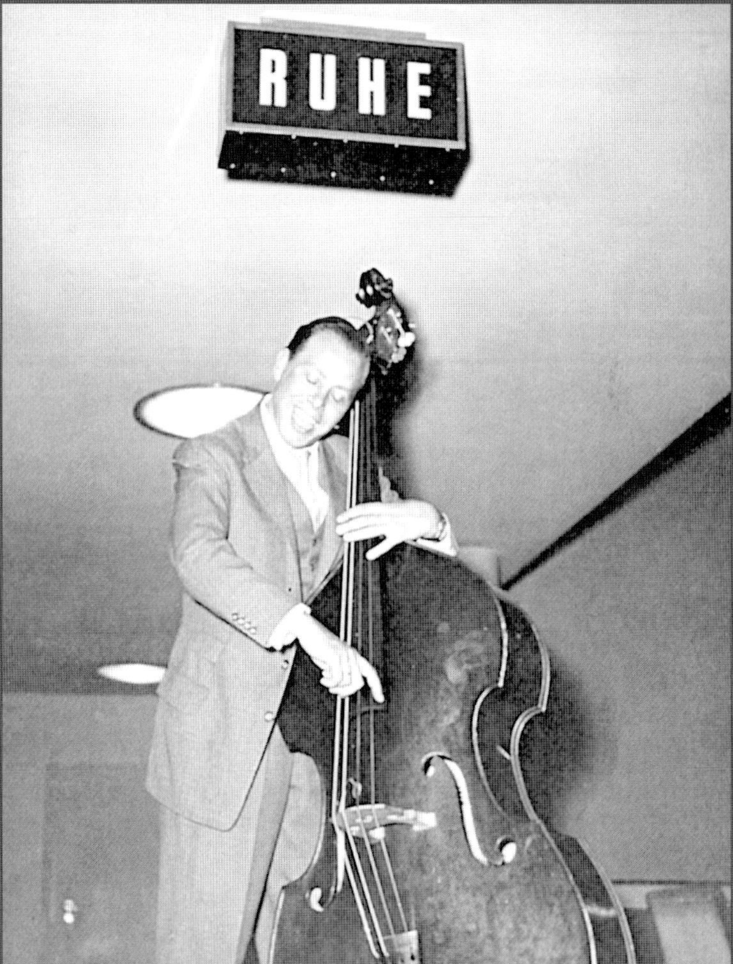

Helmut bei einem »Shooting« während einer Orchesterprobe

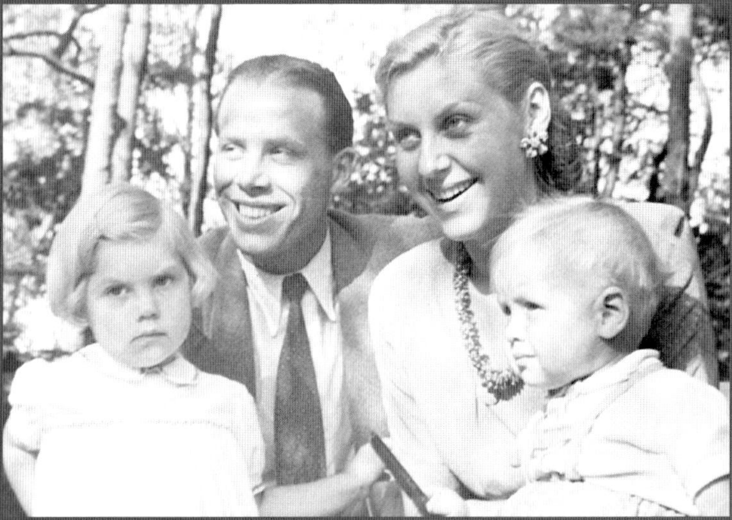

Sylvia, Helmut, Hella und Thomas, 1948

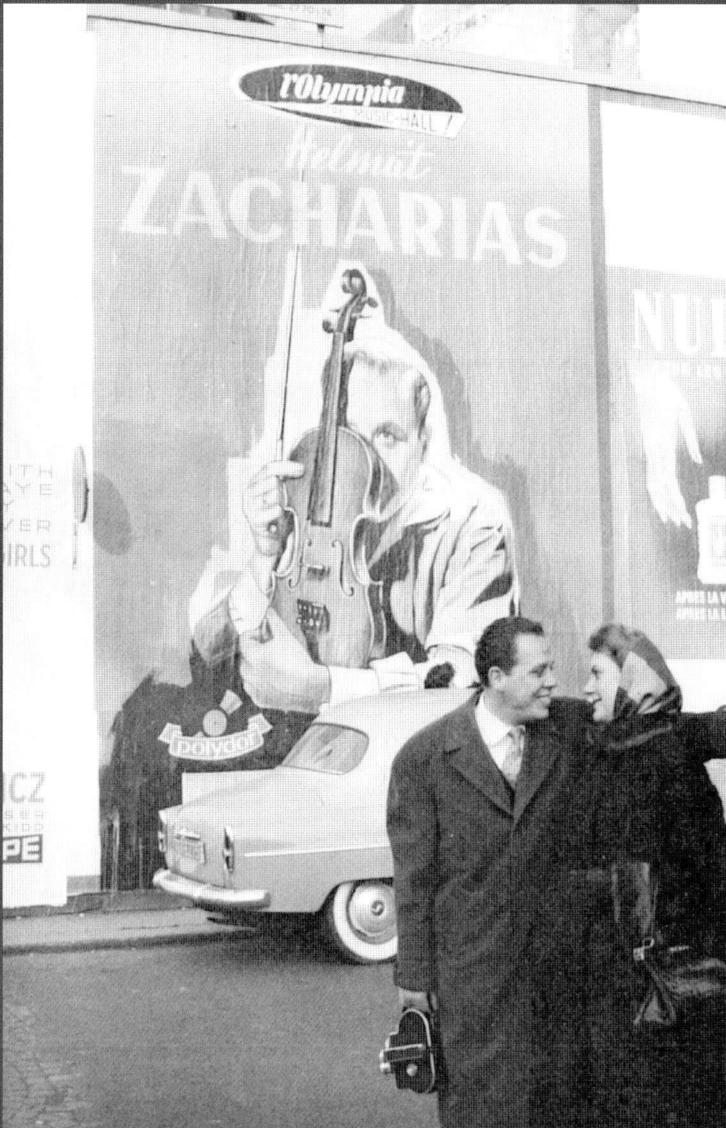

Helmut und Hella 1957 in Paris

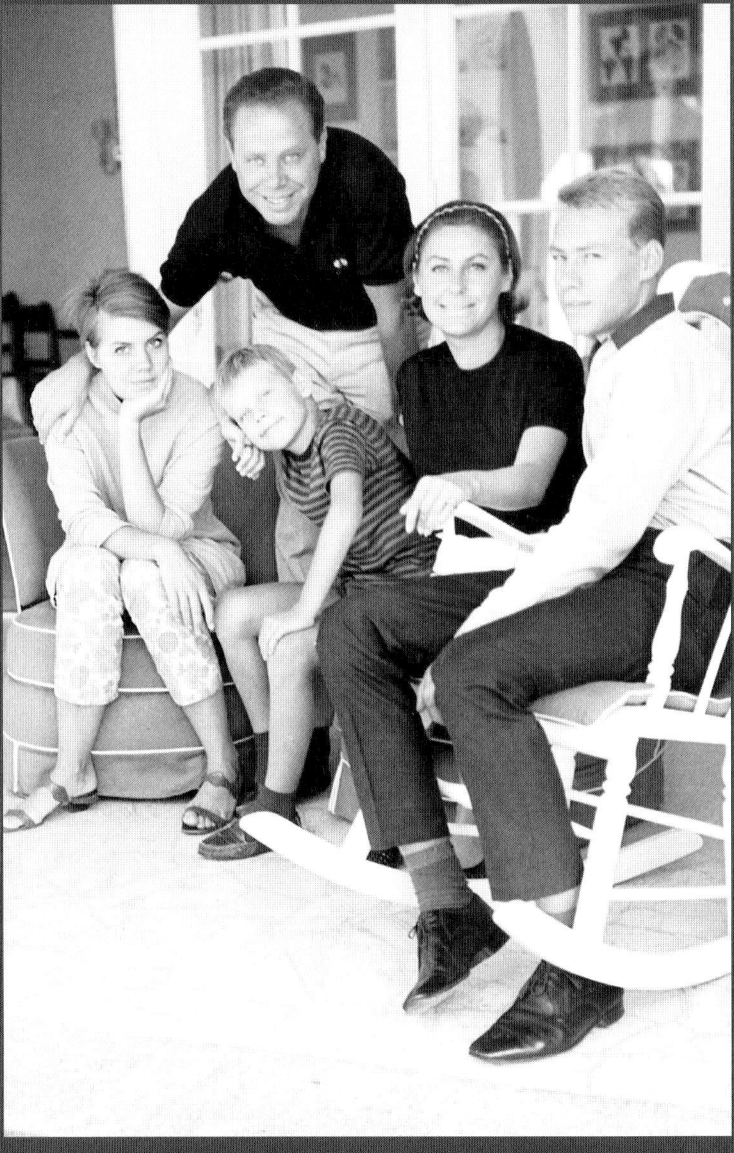

Sylvia, Stephan, Helmut, Hella und Thomas
1960 in Ascona

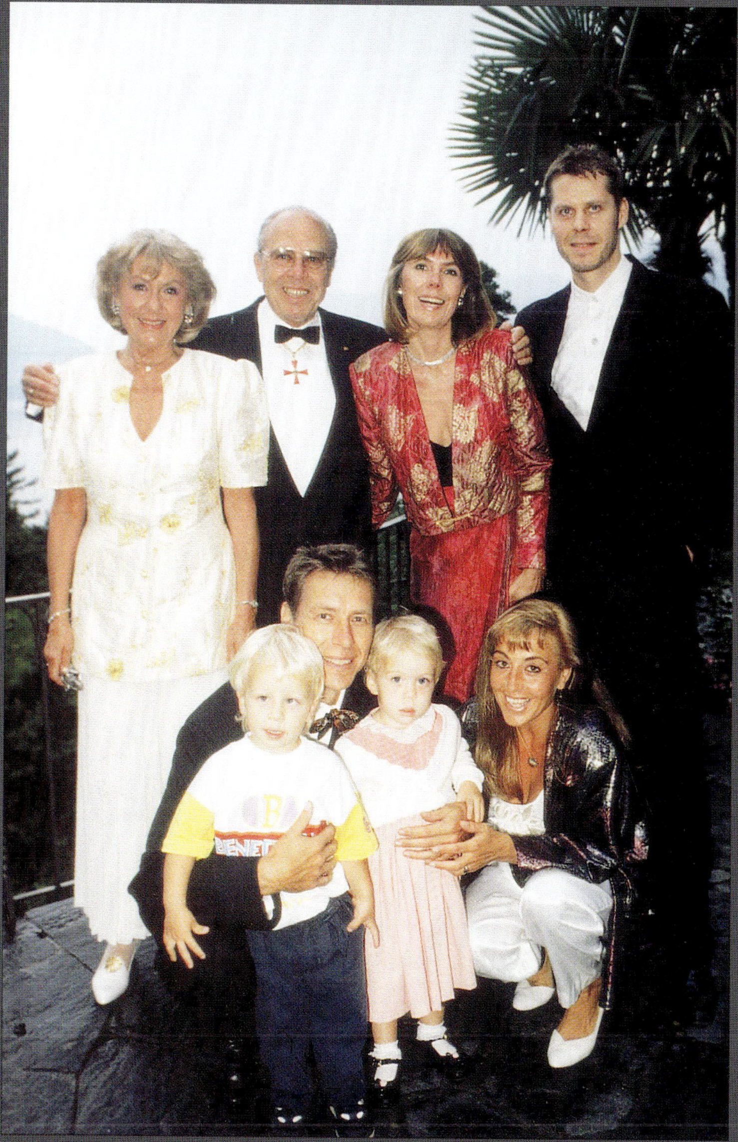

»Familienaufstellung« zur Goldenen Hochzeit
1993 in Ascona

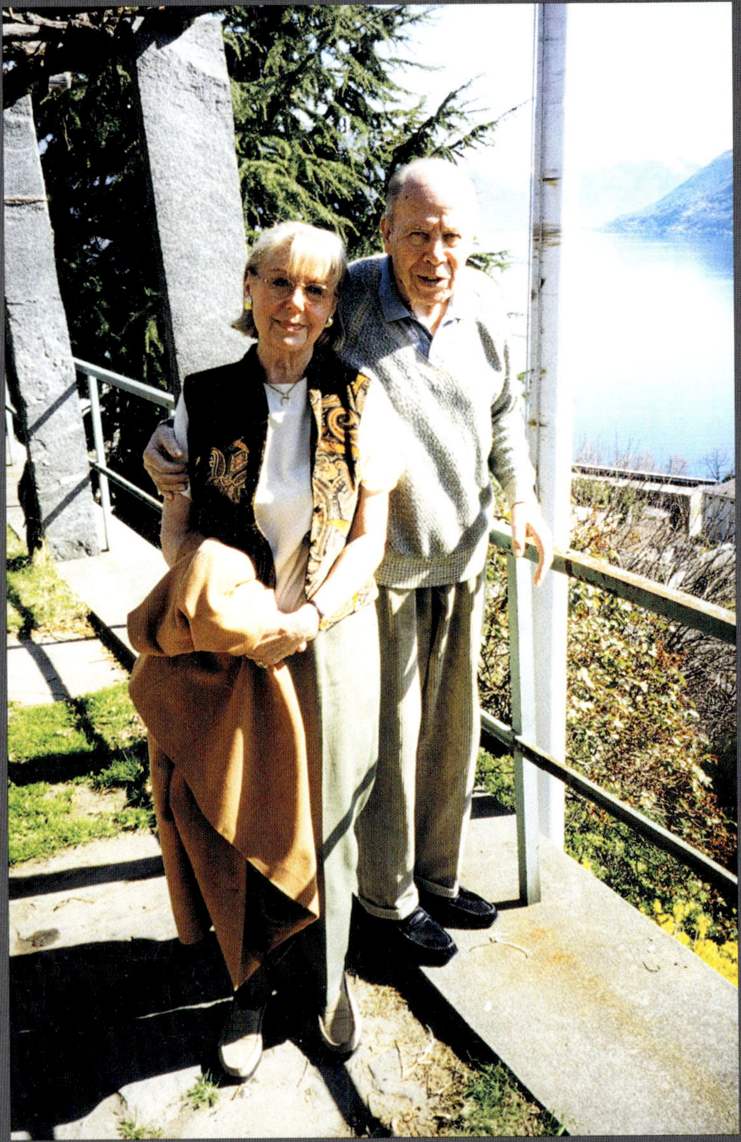

Hella und Helmut im Garten des Pflegeheimes
am Lago Maggiore, 1999

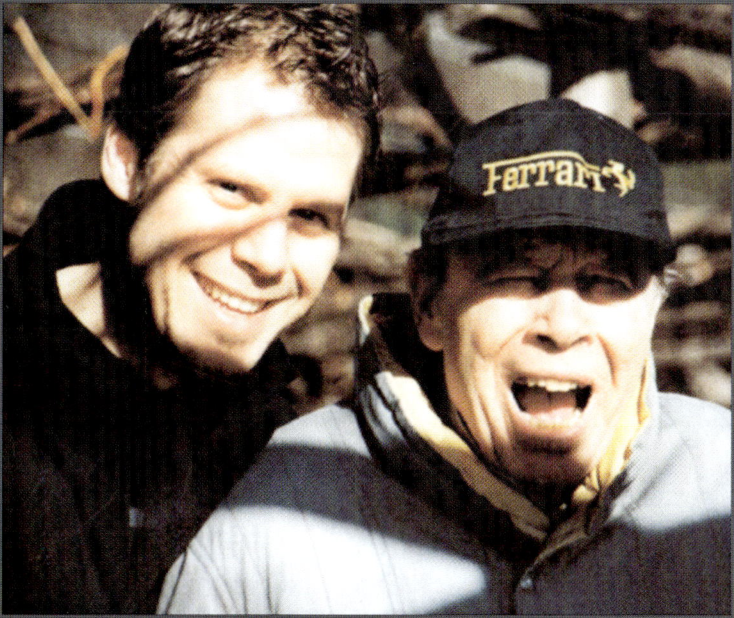

»Vater und Sohn«, an Helmuts 80. Geburtstag,
im Pflegeheim, 27.01.2000

5. Von der Sorge zur Wehmut – verschiedene Stadien, verschiedene Probleme

In den Anfangsstadien der Alzheimerschen Krankheit müssen die Angehörigen mit den schweren Ängsten des Kranken fertig werden, mit den fortschreitenden Einbußen an Alltagsfähigkeiten sowie den Aggressionen, die auch als Ausdruck des wahrgenommenen Leistungsabbaus beim Patienten gesehen werden. Als mein Vater ins Krankenhaus kam, war er schon in einem sehr vorgerückten Stadium, in dem er sich selbst durch seine Verwirrtheit in höchstem Maße gefährdete.

Seine Ängste sind weitgehend verschwunden, wie auch das Bewußtsein des Kranken von seiner Krankheit auf wenige Augenblicks-»fenster« reduziert erscheint; wenn überhaupt, blitzt es nur für einen kurzen Moment auf. Seit mein Vater in pflegerische Obhut kam, stellen seine – nur verbalen! – Aggressionen für uns Angehörige kein unmittelbares Problem mehr dar. Sie sind zu einem Problem der Pflege geworden. Passiert es, so wie bei meinem Besuch Anfang Juni 2000, daß mein Vater plötzlich aufgeregt zu schimpfen anfängt und sich zum Beispiel weigert, zum Essen ins Haus zu gehen, ruft man eine Pflegerin herbei. Von ihr läßt er sich folgsam an seinen Bestimmungsort geleiten.

Dabei ist das Heim generell an »pflegeerleichternden« Medikationen interessiert. Doch nicht das Heim hat zu entscheiden, wie laut sich ein Bewohner benehmen darf. Hier sind die Angehörigen aufgefordert, gemeinsam mit dem Arzt das Heft der Therapie in die Hand zu nehmen.

Der Verlust seiner Alltagsfähigkeiten wird durch die vollständige Versorgung im Heim kompensiert, wo das Personal für Körperpflege, Ankleiden und Ausziehen usw. zuständig ist. Dadurch können wir Familienangehörige uns anderen Dingen zuwenden, anderen Fragen, anderen Problemen. Wir haben jetzt die Ruhe, um über unseren kranken Ehemann und Vater nachzudenken. Wir können Verschiedenes ausprobieren, um unsere Besuche mit Sinn zu erfüllen. Wir haben die Kraft und etwas von der notwendigen Distanz, um mit mehr Gelassenheit zu beobachten, was der Kranke tut, und zu deuten, welchen Willen er durch sein Verhalten ausdrückt. Wir können mit »Angeboten« experimentieren und zusehen, ob er darauf positiv reagiert.

»Alzheimer-Kranke und ihr primäres Bezugssystem« ist der Titel eines Buches, der mich nachdenklich stimmt. Hat mein Vater überhaupt ein Bezugssystem, also eine Welt, in der er seinen Platz sieht? Ich bin sicher, daß das Heim, die anderen Kranken und die vielen helfenden Hände der Schwestern, Krankenpfleger, Küchen- und Haushilfen, zu »seiner« Welt geworden sind. Oft genug habe ich miterlebt, wie er einer jungen, gutaussehenden Pflegerin etwas Schmeichelhaftes nachrief, und sogar, wie er ihr einen Kuß gab. Seine verschiedenen Befindlichkeiten im Rahmen des Tagesablaufs bringen wir vermittels des Pflegepersonals und auch der Heimbewohner in Erfahrung. Es freut mich, daß er aufmerksam von anderen wahrgenommen und begrüßt wird.
Seit einiger Zeit gibt es im Senioren- und Pflegeheim Sergio, einen Sozialpädagogen »in spe«. Er spielt einige Instrumente und möchte später die Gestaltung des Kultur- und Unter-

haltungsprogramms in Altenheimen übernehmen. Sergio hat es sich zur Aufgabe gemacht, meinen Vater ›musikalisch‹ zu betreuen. »Ein lieber Mann!« bemerkte mein Vater, als er und meine Mutter Sergio im Garten begegneten. Dieser gab das Kompliment zurück und sagte lächelnd: »siamo inammorati« (Wir sind verliebt). Damit ist die Frage nach dem »Bezugssystem« wohl mit »Ja« zu beantworten.

Zwar erfahre ich als Angehörige viel Aufmerksamkeit, sprechen mich Patienten an, so wie auch ich mit ihnen und den Mitarbeitern spreche, aber ich bleibe ansonsten von der Welt des Heims ausgeschlossen. Das betrübt mich und macht mir jedesmal den Abschied schwer. Meiner Mutter geht es ebenso. Doch versuchen wir uns immer wieder damit zu trösten, daß es keine bessere Lösung für meinen Vater gibt. Wir müssen es hinnehmen, daß wir nicht mehr für ihn tun können, als zu ihm zu gehen. Einfühlung, so wird gesagt, heißt nicht, zu ›versinken‹, sondern soll sich im Hineingehen in die Welt des anderen – und im Wieder-Herausgehen vollziehen, im Sich-Einlassen, aber auch im Wieder-Loslassen.
Extreme Anspannung, Angst, Panik, Unsicherheit und Überforderungsreaktionen, ein Wechselbad ganz verschiedener belastender Emotionen beherrschten meine Mutter in der Zeit, in der ihrem Mann die Alltagskompetenzen abhanden kamen und er in vielen selbstverständlichen Dingen unbeholfen wie ein Kleinkind wurde. Seit ihr die Last der Betreuung des Kranken, die Sorge um sein tagtägliches Wohlbefinden und seinen Schutz durch andere abgenommen wurden, können wieder zartere Gefühle für ihren Mann

Platz ergreifen. Nun begann für sie eine auf andere Art schwere Zeit, bestimmt von Wehmut und Sehnsucht, aber auch von tiefer Trauer und Einsamkeit.

Wie hat sich der ganze Umgang, der Kontakt und die Zuwendung in der Beziehung mit dem kranken Menschen gewandelt! Ist die Person, die man gekannt und liebgehabt hat, überhaupt noch vorhanden? Ist sie vielleicht nur noch ein Phantom, wenn sie auch äußerlich vollkommen gesund wirkt und fit – ein teuflischer Gegensatz von Körper und Geist? Oder künden die versprengten und völlig unberechenbaren klaren Momente von der anhaltenden Existenz eines unauflösbaren »Selbst«? Nur das Eine steht fest: Den Luxus, solche Fragen zu stellen, können sich Angehörige bloß leisten, wenn sie vom »Kampf um die Existenz« ihres oder ihrer Lieben befreit sind.

6. »Musik ist mein Leben« – Ein Leben voll Musik

»Musik ist mein Leben« und »Ein Leben voll Musik« sind die Titel von zwei Platten, welche die Deutsche Grammophon und die EMI Records zum 70. Geburtstag von Helmut Zacharias herausgegeben haben; um neue Produktionen handelte es sich dabei allerdings nicht, sondern um Zusammenstellungen schon früher aufgenommener Titel. Bis zu diesem Geburtstag komponierte mein Vater über 450 Titel, als Bearbeiter schrieb und produzierte er das Dreifache. Insgesamt wurden bis heute weltweit 13 Millionen Tonträger von ihm verkauft.

Aus diesem Leben, das von Musik bestimmt war, hat sich mein Vater im Verlauf seiner Krankheit immer mehr zurückgezogen. Doch schon lange vor dem erkennbaren Ausbruch des Alzheimerschen Leidens schien die obige Gleichung nicht mehr aufzugehen. Er verbrachte viele Jahre in dem deutlichen Zustand eines Daseins mit »zuwenig Musik«, zuwenig in dem Sinne, wie er, wie sein Können es verlangte: also nicht nur zuwenig attraktive Auftritte – die letzte eigene Fernsehshow fällt in das Jahr 1974 –, auch ein Zuwenig an Schallplattenaufnahmen. Zwischen seiner CD »Lust auf Gefühl« aus dem Jahr 1995 und ihrem Vorgänger »Musik im Country-Sound« lagen zwölf Jahre. Noch größer war der zeitliche Abstand zu Produktionen, die ihn auch künstlerisch forderten: 20 Jahre waren seit seiner Aufnahme des »Doppelkonzerts für Violine und der Partita« von J.S. Bach vergangen, 24 seit dem Erscheinen einer Weihnachtsplatte mit dem »Corelli-Konzert« und der »Aria Nr.41« von J.S. Bach (1974,1971).

Was seinem Leben fehlte, war eine seinem großen Können entsprechende künstlerische Herausforderung. Für die Aufgaben, die seinem solistischen und musikalischen Format angemessen gewesen wären, fehlte in Deutschland – sollte man sagen: im Nachkriegs- und Nach-Hitler-Deutschland? – die entsprechende kulturelle Basis. »Die deutschen Plattenfirmen waren keine internationalen Verkäufer«, konkretisiert meine Mutter. Man nötigte den Virtuosen, sein Instrument bei seinen Arrangements »möglichst sparsam« einzusetzen. Denn in der damaligen Unterhaltungsmusik war die Geige als Soloinstrument nicht gefragt.

Einmal in seinem Leben erging ein Ruf aus Nordamerika an meinen Vater. Im Herbst 1956 lag er mit der von ihm orchestrierten Schallplatte »Wenn der weiße Flieder wieder blüht« in den USA wochenlang unter den »Top Ten«. Bei einem Besuch im renommierten Musikverlag Aberbach in New York sagte ein farbiger Komponist zu ihm: »Sie haben einen großen Fehler, Helmut«. Erstaunt fragte mein Vater zurück: »Welchen denn?« »Daß Sie kein Amerikaner sind!« erhielt er zur Antwort. Womit gemeint war, daß die Amerikaner die Einmaligkeit seines Geigenspiels erkannt, gefördert und ihn als Star aufgebaut hätten. In den USA hätte es vielleicht zu einem Zusammenwirken mit anderen Größen kommen können, etwa mit Leonard Bernstein – modern und klassisch zugleich, oder wie die Sparte heute heißt: New Classics. Mein Vater hat sich zwar mit den Koryphäen Karajan und Menhuin getroffen. Aber außer einem gemeinsamen Auftritt mit Menhuin blieben diese Treffen ohne Folgen; Karajan war damals bereits sehr krank.

Das Genie arbeitete also im Mittel- und Kleinformat weiter: Kreuzfahrten, Tourneen, Galas, Geburtagsfeiern. Helmut Zacharias lebte schon als Legende der Wirtschaftswunderära, obwohl er noch zwanzig Jahre seiner Lebensarbeitszeit vor sich hatte.

Wie er selbst diese Situation verarbeitete, läßt sich schwer sagen. Es bleibt fraglich, ob eine andere Karriere den Zwiespalt gemildert hätte, der im Charakter des Künstlers lag. Sein Konzertagent und Freund Wolfgang Kaminski erinnert sich an die von ihm organisierten Tourneen, die letzte in den 80er Jahren: »Helmut trieb immer eine gewisse Unzufriedenheit, meist am Nachmittag setzten bei ihm Depressionen ein, die erst mit dem abendlichen Auftritt verschwanden.« An Angeboten hätte es nicht gefehlt, doch habe er kaum noch Angebote annehmen wollen. Pointiert ausgedrückt: »Zwei Seelen lebten, ›Ach! In Helmuts Brust‹: Die eine verspielt und immer zu einem Lausbubenstreich aufgelegt – etwa das Fahren mit einem Polizeiblaulicht! Die andere: destruktiv, nörgelig und perfektionistisch.«
Meine Mutter charakterisiert ihren Mann als menschenscheu und applausabhängig zugleich: »Es gab bei ihm eine Diskrepanz zwischen einer Berufung, die nach Öffentlichkeit drängt, und einem sehr geringen Selbstbewußtsein.« »Ich steh' hier rum wie'n Idiot«, beschwerte sich der Künstler, wo andere sich gern in Pose warfen. Beim Finale auf der Bühne stand er, erinnert sie sich, »meist abseits, aber hinterher hat er sich darüber geärgert.«

Irgendwie kam er uns, seinen Kindern, manchmal »verloren« vor, ziellos; ein Eindruck, der sich nicht auf einen konkreten Zeitpunkt, aber doch auf das Lebensalter ab Mitte sechzig insgesamt, also das »Rentenalter«, bezieht. Mein Vater hatte wohl viele Ideen für Projekte, aber oft nicht den Antrieb, sie zu verwirklichen. Zum Beispiel sein Projekt »Spontan-Musik live«: 1985 sagte er in einem Zeitungs-Interview, er wünsche sich, »traurige Menschen mit improvisierter Geigenmusik zu trösten«. Dazu plane er mindestens »100 Stunden auf der Violine zu spielen«. Seine eigene schriftliche Ausarbeitung auf einer DIN-A4-Seite hat er noch zehn Jahre später, 1995, im Jahr der Diagnose, handschriftlich korrigiert, aber nie mehr davon gesprochen. War das von uns Geschwistern empfundene In-sich-Eingesponnensein bereits ein Ausdruck der beginnenden Krankheit? War er einfach nur müde nach einem hochaktiven Leben? Oder hängt umgekehrt seine Krankheit mit seiner unterschwelligen Depressivität zusammen? Schön ist auf jeden Fall, daß ihm das Schicksal einen arbeitsintensiven musikalischen Abgang bescherte, ausgelöst durch seine letzte, große CD-Produktion.

Bis zu seinem letzten öffentlichen Auftritt (im August 1996 bei einem Live-Konzert im Hessischen Rundfunk) arbeitete das musikalische Gedächtnis meines Vaters anscheinend einwandfrei. Sollte er »Aussetzer« gehabt haben, dann hat er sie durch seine genialen Improvisationen überspielen können. Darum glaubte ich, dieses musikalische Gedächtnis könne vielleicht von der um sich greifenden Krankheit verschont bleiben. So hatte ich es bei Oliver Sacks gelesen. In der Geschichte »Der Mann der seine Frau mit einem Hut verwechselte« wird zum Beispiel ein Patient beschrieben, Professor an einer Musikhochschule, dem die gesamte Orientierung in der optisch vertrauten Welt verloren ging – er verwechselte buchstäblich den Kopf seiner Frau mit seinem Hut. Doch kompensierte er diesen

Ausfall auf eine höchst absonderliche Weise: nämlich durch Musik. »Er singt bei allem, was er tut, vor sich hin: Eßlieder, Anziehlieder, Badelieder, alles mögliche«, berichtet Sacks, »er kann nichts tun, ohne ein Lied daraus zu machen. Aber wenn er unterbrochen wird, und den Faden verliert, ist er ratlos.« Sacks folgerte, daß »Dr. P.s Schläfenlappen – der Teil der Großhirnrinde, der für das musikalische Empfinden zuständig ist – intakt geblieben waren.« Ich hatte vor, an Dr. Sacks in New York zu schreiben und ihn zu fragen, ob er auch Fälle der Alzheimerschen Krankheit kenne, bei denen dieser spezielle Bereich des Gehirns unversehrt blieb. Ob es deshalb zu verantworten wäre, daß mein Vater weiter seinem Beruf nachginge und öffentlich auftrete. Dieser Brief wurde nie geschrieben, denn als meinem Vater wieder ein Angebot gemacht wurde, rief mich meine Mutter an, um sich mit mir zu beraten. Wir waren uns darin einig, daß bereits die Vorbereitungen – packen, reisen, Hotel, Gespräche mit Kollegen usw. – eine zu große Belastung für ihn sein würden. Schläfenlappen hin oder her – mein Vater war so weit entfernt von »Prof. P.« in Sacks' Geschichte, der sich zudem seiner Erkrankung nicht im mindesten bewußt war. Die Gefahr für das Image des Künstlers ergab sich zuerst aus dem Verlust der sozialen Kompetenzen, nicht aber aus dem drohenden Verlust der beruflichen, d.h. der musikalischen Kompetenz. Darum gab es keine andere Entscheidung als die schließlich getroffene: »Es wird keinen Auftritt mehr geben.«
In den ersten Monaten seines eineinhalbjährigen Klinikaufenthaltes spielte mein Vater noch ab und zu auf seiner Geige. Doch etwa ab Mitte 1998 hörte dieses sein aktives Leben in und mit der Musik ganz auf. Nun blieb ihm nur noch das passive Leben, das im emotionalen Aufnehmen von Musik besteht. Jetzt,

wo er nicht mehr andere mit seinem Geigenspiel beglücken mußte, ist er selbst zum Adressaten der Segnungen geworden, die Musik zu bieten hat.

In vielen Krankengeschichten – von Patienten im Koma bis zu Patienten auf dem Zahnarztstuhl – wird die Bedeutung der Musik hervorgehoben. Die Neuropsychologie sieht in ihr eine einzigartige, manchmal letzte Möglichkeit, den menschlichen Kern eines hirngeschädigten Patienten anzusprechen. Sie wandelt einen solchen Menschen vorübergehend um. Dann ist er nicht verwirrt, ruhelos und verloren, sondern von einer tiefen Aufmerksamkeit für die Schönheit und die Seele der Welt erfüllt. Das Verständnis des Schönen, des Religiösen, des Dramatischen und des Ethischen sind bei manchen neurologischen Patienten sogar besonders stark ausgeprägt. Und die Musik ist eine Synthese dieser menschlichen Erfahrungsbereiche.

Meine Mutter beobachtete diese Wirkungen der Musik bei meinem Vater in verschiedenen Situationen, in den er zutiefst von ihr ergriffen wurde. Im Dezember 1998, beim Besuch eines Gottesdienstes in der Dorfkirche von I. – sie steht wenige Schritte vom Krankenhaus, in dem mein Vater damals lebte –, ist es der Gesang des Kirchenchores, der den Patienten zu Tränen rührt. Auch noch zwei Jahre danach, als die Krankheit weiter fortgeschritten ist, wird meine Mutter Zeuge einer heftigen Reaktion, ausgelöst diesmal von der eigenen Musik. In ihrem Tagebuch notierte sie am 1.9.1999:
Nach der Rückkehr von meiner Reise war ich heute bei Helmut. Ich traf ihn schlafend in einem Sessel an. Schwester Mila und ich weckten ihn liebevoll. Auf seinem CD-Player woll-

te ich ihm seine neue CD »Lust auf Klassik« vorspielen; es ist eine Doppel-CD mit seinen Aufnahmen aus den 50er Jahren, die zu seinem 80. Geburtstag am 27. Januar 2000 digitalisiert wurden. Bei allen Stücken war Helmut Dirigent, Bearbeiter und Interpret. Als der dritte Titel, die Romanze von Svendson, erklang, begann Helmut herzzerreißend zu weinen. Das blieb so während aller zwölf Titel. Zwischendurch sagte er immer wieder: »Wunderbar!« Besonders dann, wenn seine Geige erklang. Dann bewegte er seinen Arm im Rhythmus der Bogenführung. Bei den Orchesterstellen taktierte er. Ich selbst war in Tränen aufgelöst. Ich holte Schwester Mila dazu, da ich befürchtete, die aufwühlende Emotion könnte ihm schaden. Doch auch sie war sich nicht sicher, ob wir die Musik abstellen sollten. Wir ließen ihn weiter hören, weinten beide mit ihm. Als Schwester Mila gegangen war, umarmten wir uns. Ist ihm bewußt geworden, daß er selbst diese herrliche Musik spielte? Ich glaube nicht. Es war wohl der Zauber der Musik, der ihn erreichte.
Bei unserem anschließenden Spaziergang durch den Park setzten wir uns auf eine Bank. Ich fragte ihn: »Hast Du mich noch lieb?« Und er antwortete ganz klar: »Das weißt Du doch!«

Wie groß das Ausmaß des organischen Schadens und der Auflösung der inneren Kontinuität auch sein mag, die Möglichkeit der Wiedereingliederung durch die Kunst, durch die Gemeinschaft mit Menschen und durch das Anrühren des menschlichen Geistes besteht weiter. Und etwas von diesem menschlichen Geist bleibt auch dort bewahrt, wo es sich auf den ersten Blick um einen hoffnungslosen Fall neurologischer Zerstörung zu handeln scheint.

7. Kommunikation – Möglichkeiten der Mitteilung

Die Kommunikation mit meinem Vater war schon immer schwierig, auch zu normalen Zeiten. Denn er ist ein in sich gekehrter Mensch, der sich selbst nicht durch Worte inszenierte, sondern durch sein Violinenspiel. Er mochte es nicht sonderlich, bei seinen Bühnenauftritten Ansagen zu sprechen und erledigte diese ungeliebte Pflicht in zögerlichen Sätzen, gleichwohl immer gewürzt mit seinem unverwechselbaren Humor. Im geselligen Gespräch unter Freunden bevorzugte er den »Überraschungsangriff«. Wenn die Beteiligten ihn als aktiv Anwesenden bereits abgeschrieben hatten, warf er wie aus dem Hinterhalt eine Pointe ein. So faszinierte er seine Mitmenschen sein Leben lang mit treffender Situationskomik.

Über Musik habe ich mit meinem Vater nicht oft gesprochen. Obwohl er seine Familie als Publikum brauchte. Es blieben menschliche Dinge oder bestimmte Lieblingsthemen, z.B. Raumfahrt oder Erich von Dänikens Bücher, über die wir uns unterhielten. Mit Politik mochte er sich seit der Hitlerzeit nicht mehr beschäftigen.

Die Verschlimmerung seines Krankheitszustandes vor drei Jahren bewirkte eine seltsame »Verbesserung« seines Sprachgebarens: er sprach plötzlich unablässig und mühelos, ohne die bekannten Hemmungen, nur daß man schwer verstand, was er sagte. Tatsächlich ist solches Viel-Sprechen ein Symptom, das bei verschiedenen Hirnkrankheiten auftreten kann und konfabulieren genannt wird. Übersetzt aus dem Lateinischen heißt es »vertraulich plaudern«. Bei der

Konfabulation ist die Mitteilung des Patienten geprägt »von zufälligen Einfällen ohne Bezug zur jeweiligen Situation oder Frage, um Gedächtnislücken zu überspielen«, erläutert das Medizinlexikon.

Mit dem Konfabulieren beschäftigen sich mehrere Krankengeschichten, die Oliver Sacks aufgezeichnet hat. Von seinem Patienten »Mr. Thompson« heißt es: »Mit seinen Worten erschuf er unablässig sich selbst und die Welt um sich herum, um zu ersetzen, was er ständig vergaß und verlor« (in: »Eine Frage der Identität«). Der Mensch braucht eine fortlaufende innere Geschichte, um sich seine Identität, sein Selbst zu bewahren. In diesem Bedürfnis liegt der »Schlüssel zu der verzweifelten Beredsamkeit« von Mr. Thompson. Da er seiner Kontinuität, seiner ruhig und unablässig dahinfließenden inneren Geschichte beraubt ist, bleibe ihm nichts anderes übrig, als wie verrückt Geschichten zu erzählen »und sich so eine scheinbare Kontinuität zu schaffen«.

Es ist die Gegenwart anderer Menschen, die diesen Patienten in die Konfabulation treibt. Ähnliches bewirkt die Gegenwart seiner Angehörigen bei meinem Vater. Auch er ist still, wenn er allein ist, und fängt an zu sprechen, wenn wir ihn besuchen. Manchmal beginnen die Sätze, aus ihm geradezu herauszusprudeln. Dann ist seine Sprache wie ein Strom, an dessen Oberfläche einzelne klare Wörter wie schwimmende Gegenstände weitergetragen werden. Meinte man eben noch, er spreche von Autos, so glaubt man im nächsten Moment, er rede von seinen Musikerkollegen oder vom Krieg. Da er fast nur Verben und unpersönliche Personalpronomina, – er, sie etc. – benutzt, erfährt man nicht, wovon oder von wem die Rede ist.

Das Konfabulieren meines Vaters hat trotzdem noch den Charakter des »Plauderns«, des lockeren Zwiegesprächs. Es unterscheidet sich darin von einem autistisch-monomanen Erzählen. Er hält die Grenzen der Unterhaltung durchaus ein, macht Pausen und hält ein, als warte er auf eine Antwort. Wenn es mir gelingt, ein Wort deutlich herauszuhören, spiele ich natürlich mit und greife es auf. Was ich sage, ist ein Echo auf ein Wort von ihm. Wie auch seine Antwort wieder ein Echo auf dieses Echo bildet.
Indem mein Vater in rhythmischen Sätzen redet, die Wörter schnell hintereinander spricht, fällt es auf den ersten Blick gar nicht auf, daß er Füll-Silben verwendet; z.B.: »Daß er wieder hinterwill, wo er grade alterwall.« Es ist ein lautmalerisches Deutsch – vielleicht sein Versuch, den Verlust des Vokabulars zu kompensieren. Auch Füllwörter wie »zum Beispiel«, »ehrlich!«, »sowieso« verwendet er häufig, wie um zu demonstrieren, daß er Anteil nimmt, mit dabei ist.

Ich war immer befangen, wenn ich meinen Vater im Heim besuchte und ihn in sich gekehrt, »grantig« oder konfabulierend antraf. Mir fiel nichts ein, womit ich seine Aufmerksamkeit hätte fesseln können. Völlig darauf fixiert, ihn zu verstehen, mußte ich höllisch aufpassen, etwas mitzukriegen. So war ich oft traurig, da mir die von ihm angebotene »egozentrische« Form der Kommunikation das Einzige schien, was noch möglich war. Und das war so wenig!
Mein damaliger Lebenspartner, der mich bei meinen Besuchen begleitete, hat mich erst darauf gebracht, daß es auch ganz anders sein kann. Wenn wir zusammen zu meinem Vater gingen, erzählte mein Begleiter unbefangen von dem,

was kürzlich passiert war, er plauderte also auch. Mein Vater empfand diese Erzählungen offenbar als günstige Gelegenheit, mit Anteilnahme zu reagieren, blickte ihn interessiert an und sagte, Erstaunen zeigend, »Ja, wirklich!?« und ähnliches.

Sprechakte, die mein Vater auch heute noch erkennt, sind – wie ich herausfand – Fragen. Der Sprechakt »Frage« stellt wohl auch die einfachste, unmittelbarste Form des Zwiegesprächs und des Kontakts dar. Noch immer »erinnert« er sich, daß man auf eine Frage eine Antwort geben muß – doch umgekehrt kam das Fragen ihm selbst vollständig abhanden. Ziehe ich ihn mit irgendeiner Frage in ein Gespräch, mobilisiert dies offenbar seine Erinnerungsreserven, und er antwortet, wenn auch meist nur knapp. Die Forderung und die Erwartung einer Reaktion, die in einer Frage enthalten ist, scheinen bei ihm eine Bündelung der Konzentration zu bewirken.

Aphasie ist der Sammelbegriff für Störungen des Sprechvermögens und des Sprachverständnisses, die durch organische Veränderungen der Großhirnrinde entstehen. Dabei ist die Funktion des Sprechapparates intakt. Aphasiker verständigen sich über den mimischen Ausdruck und das Ton-Gefühl – also über die »evokative Sprache« (in der die Bedeutung vom Einsatz und Verständnis des Tonfalls abhängt). Der Gebrauch der »darstellenden Sprache« (in der die Bedeutung ganz und gar durch die richtige Wahl der Wörter und ihre Beziehung zueinander vermittelt wird) bereitet Aphasikern dagegen Schwierigkeiten.

Was und wieviel mein Vater von den wortgesteuerten, darstellenden Mitteilungen begreift, ist völlig vom Zufall abhängig geworden.
Aber obwohl er die einfachsten Hinweise oder Anweisungen oft nicht mehr versteht, reagiert er geradezu feinfühlig auf Stimmungen und auf die Haltung, die man ihm gegenüber einnimmt.[4] Er wird manchmal ungnädig, wenn er eine überfürsorgliche Haltung spürt, sich »bemuttert« oder bevormundet fühlt. Das passiert zum Beispiel aus dem Wunsch heraus, ihn beim Laufen vor dem Fallen zu bewahren und ihn durch Türen oder über Schwellen zu führen. Als ich ihm, vermeintlich sachlich, von der Untreue einer Freundin berichtete, überraschte er mich mit dem Rat: »Na, dann mußt du dir 'ne neue suchen!« – kurz und bündig. Er empfand also die aus dem Tonfall meiner Worte sprechende Enttäuschung und Traurigkeit stärker als ich selbst.

Umgekehrt verstehen auch wir ihn auf der Gefühlsebene, die sich »aphasisch«, unabhängig von den Wörtern, manifestiert. Seine eigenen Mitteilungen durch Worte, seine Konfabulationen erscheinen mir wie Gesprächs-Fassaden. Es sind keine bewußt gewählten Aussagen, die einen bestimmten Inhalt vermitteln sollen. Sondern man kann sie als Aufforderung von ihm verstehen, in ein Gespräch einzutreten. Andererseits hat seine Ausdrucksfähigkeit, seine »evokative Sprache« nichts an Farbe verloren. Auf der mimischen und melodischen Ebene spricht er noch immer auf seine unverwechselbare Art. Zum Beispiel wenn er schalkhaft und witzig sein will. Die Melodie seiner Sätze, die linguistisch nur noch wenig Sinn ergeben, verdeutlicht, daß er

Hiermit bestelle ich ein Exemplar

Diagnose Alzheimer: Helmut Zacharias

zum Preis von DM 19,50 incl. Versandkosten

Vorname

Name

Straße

PLZ/Ort

Telefon

Datum/Unterschrift

Hiermit ermächtige ich Sie DM 19,50 mittels Lastschriftverfahren von meinem Konto einzuziehen.

BLZ

Kontonummer

Name/Ort der Bank

Datum/Unterschrift

Bitte mit
1,- DM
frankieren

www.hirnliga.de

Antwortkarte

Kuratorium der Hirnliga e.V.
Postfach 1132
51581 Nümbrecht

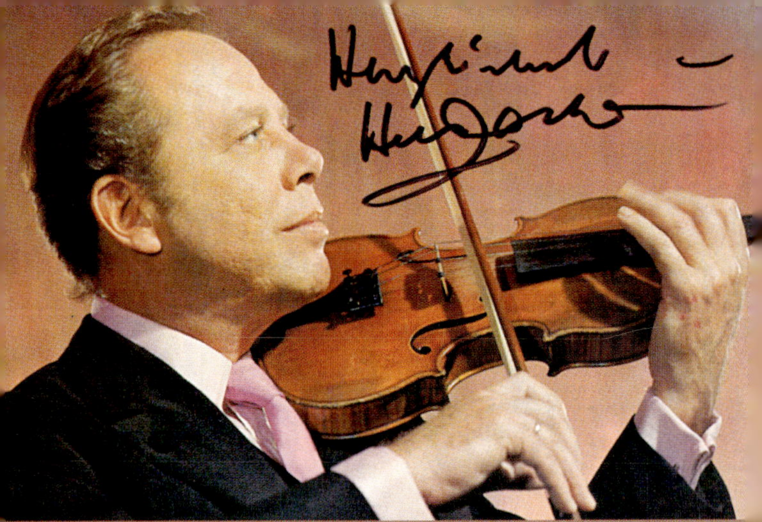

Sylvia Zacharias

Diagnose Alzheimer: Helmut Zacharias

Ein Bericht

HIRNLIGA E.V.

Schabernack treibt. Dabei »tanzt« sein ganzes Gesicht, sein Mund, seine Augen. An seinem 80. Geburtstag war er so gut aufgelegt wie selten. Er bot geradezu ein humoristisches Feuerwerk, um meine Mutter, Stephan und mich zu erfreuen (s. Foto von ihm und Stephan).
Noch immer ist mein Vater imstande aufzubegehren. Im August sollte er neurologisch untersucht werden. Es war ein sehr warmer Tag, als er von einem Ambulanzwagen vom Heim ins zwanzig Minuten entfernte Locarno gefahren wurde. Beim Neurologen war es nicht möglich, ihm das Gebilde aus Kabeln auf dem Kopf zu befestigen. Er protestierte und riß es sich ab. Während der Rückfahrt schleuderte er Kaskaden von Unmutsäußerungen hinaus, vor Zorn fast überschnappend – als gälte es, eine Katastrophe zu verhindern. Die Situation hat ihn völlig überfordert. Im Heim wurde er mit Kaffee und Kuchen empfangen. Das tat ihm wohl und hat ihn beruhigt. Mir hat diese Reaktion seine »gesunde« Notwehr und seine Energie gezeigt, aber auch, wie leicht er sich durch eine neue Situation in die Enge getrieben fühlt.

Während die Welt der Wörter und Begriffe klein geworden ist für ihn, blieb seine Ausdruckswelt mit ihren besonderen Qualitäten erhalten. »Man lügt wohl mit dem Mund,« schreibt Nietzsche, »aber mit dem Maule, das man dabei macht, sagt man doch die Wahrheit.« Mein Vater sagt, um in diesem Bild zu bleiben, jetzt nur noch die Wahrheit.

4 Zur nonverbalen Verständigung: Rose Götte/ Edith Lackmann, »Alzheimer – was tun?«

8. Flashs – Sekunden, in denen sich ein Drama abspielt

»Ich hatte gestern Geburtstag«, erzählte meine Mutter, als sie meinen Vater besuchte, und er erwiderte darauf: »Ich gratuliere!« Das war ein »Highlight« im Mai 2000. Geistesblitze bei Alzheimer-Kranken werden »Fenster« genannt. Sie treten jedesmal ohne Vorankündigung auf, vergleichbar mit einem Blitzlicht oder »flash«, der für einen kurzen Augenblick die Szenerie erhellt.
Die höchste Wahrscheinlichkeit, einen flash zu erleben, besteht bei der ersten Begegnung. Kommt ihn einer von uns im Heim besuchen, freut sich mein Vater »wie ein Schneekönig«. Er blickt wachsam auf, strahlt geradezu und ruft in freudiger Verwunderung ein Wort der Freude aus, ein Kosewort, manchmal auch unsere Namen. Als ich am Morgen des 16. Juni zu ihm ging, überraschte er mich sogar mit meinem Namen: »Sylvi!« Ich war der Überzeugung, daß er ihn längst vergessen hatte. Meine Mutter erlebt noch oft, daß er »Hella!« oder »Mutter!« sagt. So war es, als sie ihn am 6. Juli 2000 besuchte und auf dem breiten Gang seiner Etage in sein Blickfeld geriet. Da habe er sie schon von weitem bemerkt und mit »Hella! Meine Liebe, mein Liebling!« begrüßt. In solchen Sekunden spielt sich, wie sie sagt, »ein ganzes Drama« in ihrem Innern ab, in das sich Freude, Dankbarkeit, aber auch unendliche Traurigkeit mischen!

Denn ähnlich wie bei einem Autisten (das zeigte der Film »Rain Man« mit Dustin Hoffman und Tom Cruise sehr einfühlsam) verschwindet diese für seine Verhältnisse maximale Aufmerksamkeit bald danach wieder und läßt sich dann nicht mehr erneut stimulieren.

Was die Krankheit von meinem Vater übrig ließ und was sein Geist manchmal plötzlich an Klarheit preisgibt, so wie das Meer aus seiner Tiefe einen Schatz, löst bei uns Angehörigen immer einen kleinen Schock aus. Das Drama ist die aus dem Dunkel geborene »gigantische Tat« des verlöschenden Geistes, der in solchen Momentaufnahmen eine Reminiszenz an sich selbst zuwege bringt. Es ist, als ob das von der Schwindsucht befallene Gedächtnis die Krankheit immer wieder foppen und unverhofft mit einem »Bühnenauftritt« demonstrieren wollte: »Seht, ich bin doch noch da!«

Wie Eltern die ersten Wörter ihres Babys, bestaunen jetzt umgekehrt wir Kinder die letzten Worte unseres Vaters. Jeder dieser Flashs ist einmalig wie ein Schnappschuß. Jedesmal ruft meine Mutter mich an, nur um ein einziges Wort, einen einzigen Satz, den mein Vater äußerte, mitzuteilen. Denn jedesmal müssen wir uns sagen: »Vielleicht war es das letzte Mal«.

9. »Seelensplitter«

»Denn Zartheit zwischen den Menschen ist nichts anderes als das Bewußtsein von der Möglichkeit zweckfreier Beziehungen«.[5] Die Beziehung zu dem leidenden Angehörigen ist so eine »zweckfreie« Beziehung, weil die Krankheit keine Fähigkeiten, also auch kein Handeln und keinen Zweck mehr übrig läßt. Allein seine Gegenwart, daß dieser Angehörige noch auf dieser Erde lebt, und die Suche nach dem, was ihn weiter auf dieser Welt hält, gibt unseren Besuchen im Heim einen Sinn. Als Teil seiner Familie erkennen wir in ihm wieder, was er für uns war. Auch die Menschen in seinem Heim haben ihn gern, die Macht seiner liebenswürdigen Persönlichkeit wirkt fort.

Das Bild meines Vaters erscheint mir wie ein Spiegel, der in Stücke zersprang. Es ist überhaupt nur noch greifbar in versprengten »Splittern«, die wie »flashs«, Blitze aus dem Dunkel, aufleuchten. In diesen Splittern zeigt sich seine Person mikroskopisch, flüchtig – und doch unverwechselbar. Man könnte sich fragen, ob sich nicht auch von einem »gesunden« Menschen immer nur Splitter seiner Seele zu erkennen geben. Ob die Vorstellung eines vollständigen, dauerhaften Bildes womöglich von der Wahrnehmung gar nicht gedeckt wird, da diese niemals mehr sein kann, als etwas Partielles, Selektives, Spontanes. Ist nicht so ein Seelensplitter überhaupt nur ein Geschenk des zärtlichen Blickes? So heißt es von Arnie, dem verliebten Helden eines Romans: »Er kannte die Marke der Zigaretten, die sie rauchte, er vermerkte, daß sie manchmal ein Buch mit hatte, er

hörte aus Gesprächen während ihrer Fahrten auf der Fähre, daß ihre jüngste Schwester Krankenschwester werden wollte. All diese Dinge verwahrte er für sich wie kleine Schätze. Sie machten Angeline aus.«[6]
Die vertraute Person meines Vaters zeigt sich nur momentan und spontan, sie vermag nicht mehr evoziert zu werden, in Aktion und Reaktion. Gewohnheiten, Bedürfnisse, Ansichten – nichts davon ist bei dem Kranken von einem Angehörigen abrufbar. Dieser muß es demutsvoll empfangen, wenn es sich zeigt, muß sich für die Augenblicke, wo es aufleuchtet, empfangsbereit halten. Was jetzt regiert ist die »Kondition« des Tages; sie beherrscht die emotionalen und mentalen Befindlichkeiten und Leistungen des Patienten. Tage der Apathie und Negativität werden abgelöst von Tagen »guter Laune«.

»Liebe ist die Fähigkeit, Ähnliches an Unähnlichem wahrzunehmen.«[7] Dann wäre auch die Fähigkeit, an den Äußerungen des Kranken noch Ähnlichkeiten mit der »gesunden« Ausdrucksform seiner Persönlichkeit wahrzunehmen, zur Liebe zu rechnen. Zum Beispiel im Bereich des Humors: Als typisches Kind der Stadt Berlin hatte mein Vater immer ein feines Gehör für falsche Sentimentalität oder Heuchelei und wußte ihr mit trockenen Kommentaren einen Dämpfer zu verpassen. Als er kürzlich auf ein überschwengliches Lob für seine Musik entgegnete: »Schreib's mir auf die Rechnung!« schien der alte Sarkasmus wieder auf. Mit komischer Abwehr konterte er auch das Geständnis, daß ich ihn sehr liebhabe: »Was willste nu' machen?« An einem Tag, an dem er »in Form« war, pfiff er seinen typisch scharfen Lausbubenpfiff und stellte sich einer Frau im Heim, die ihn mit »Buongiorno« begrüßte, wie gewohnt vor: »Helmut Zakarias!«, denn die Italiener sprechen »ch« aus wie »k«.

Alle Äußerungen des Kranken sind mehrdeutig und wollen interpretiert werden. Mein Vater kann jähzornig und cholerisch sein, auch darin scheint etwas vom alten Ego auf. Dabei stelle ich bei mir die Tendenz fest, seine negativen Äußerungen auf dem Konto der Krankheit zu verbuchen, seine positiven aber auf dem Konto seiner Person. Mein Bruder Thomas, der seinen Vater das vorletzte Mal im Januar 1998 besuchte, macht es genau umgekehrt. Er setzt die scharfen Töne unseres verwirrten Vaters auf das Konto der Person. In seinem »Familienbericht vom 21.1.1998« erzählt Thomas von seinen Gedanken, als unser Vater anläßlich eines Ausflugs anfing *»zu meckern, zu motzen, sinnloses Zeug zu faseln, aber mit den Tönen, die er schon immer angeschlagen hat, wenn er sich ärgert und wütend wird. (...) In mir spürte ich die Mühe, die es mich kostete, sein Verhalten nicht persönlich zu nehmen, mich nicht angegriffen, beleidigt und gedemütigt zu fühlen. (...) Mir wurde klar, daß ich und Mama und meine Geschwister ihn natürlich immer persönlich genommen haben, ohne jemals zu wagen, sein Verhalten als krank zu betrachten und nicht ernst zu nehmen.«*
Für meinen Bruder Stephan ist die »Demenz« unseres Vaters keineswegs gleichzusetzen mit den »Verrücktheiten« seiner Person, seines allgemeinen Verhaltens. Er denkt zurück an einen heftigen Streit (die Alzheimer-Diagnose war bereits gestellt, ihm aber nicht bekannt, wie er meint): »Es ging um

eine Lächerlichkeit, irgendwie fühlte sich Papa von mir bevormundet. Wir agierten wie zwei Boxer im Ring, nur daß er ohne, daß ich es ahnte mental bereits im Rollstuhl saß, also durch sein Handicap gar nicht mehr richtig mithalten konnte.« Auch Stephan unterscheidet zwischen Krankheit und Charakter.

Als ich meinen Vater am 20. Mai 2000 besuchte, traf ich ihn in Hochform an. Beim Spaziergang im Garten fragte ich ihn: »Weißt Du, wer ich bin?« Ich hatte mich vor ihm aufgestellt und brachte ihn dazu, vom Boden – seiner bevorzugten Blickrichtung an manchen Tagen – aufzublicken und mich anzusehen. Er antwortete: »Du bist gut – Du bist so groß wie ich – Du kannst sehr lieb sein!«
Später saß ich mit ihm vor einem großen Gemälde, das eine Frau zeigt. Plötzlich blickte mein Vater dort hin und sagte: »Und da ist ein Stück Großfoto von Dir!«
Als ein Patient, für uns nicht sichtbar, laut zu schreien begann, rief mein Vater zurück: »Nicht so laut!«
Es war 11.15 Uhr, Essenszeit für ihn, ich leitete meinen Abgang ein und fragte meinen Vater:
»Soll ich Dich wieder besuchen?«
»Ja!«
»Wann?«
»Jetzt, ja!«
»Ich gehe aber jetzt weg, weil Du gleich Dein Essen kriegst.«
»Ja – schlimm!«
»Schlimm? Aber ich komm' doch wieder!«
»Na, das ist schlecht!«
»Das ist schlecht? Aber ich hab' Dich doch lieb!«

»Nee – essen wir beide, Du auch!«
»Soll ich auch hier essen?«
»Ja, ja – mußte machen!«

Zwischen vielen nichtssagenden Sätzen – wie ein Goldstück auf einem dunklen Weg – kam seine Botschaft: »Es wäre schön, wenn Du mit mir zusammen essen würdest!« Tagebuch meiner Mutter, Eintragung vom 21.9.1999: *»Nach unserem Spaziergang sitzt er auf seinem Bett, legt sich nach hinten; ich lege sein Kopfkissen unter seinen Nacken. Als er bequem liegt, sagt er: ›Du auch!‹ Ich bin so unendlich traurig.«*

Der große Geiger – er weiß heute nichts mehr von Musik. Aber er bricht manchmal in Tränen aus, wenn er seine Geige aus den Lautsprechern hört. Er weiß nicht mehr, was »Egoismus« ist, aber er reicht seiner Frau den letzten Bissen einer Delikatesse und sagt »Aufessen!«, so wie er ihr zeitlebens immer das beste, letzte Stück überlassen wollte. Er wüßte mit dem Wort »Würde« nichts mehr anzufangen. Doch als er plötzlich mit blanken Beinen dasteht, weil seine nicht richtig befestigte Hose heruntergerutscht ist und seine Frau zu lachen beginnt, bittet er sie: »Nicht lachen!« Er lebt in einer entrückten, namenlosen Welt, in die ihn niemand begleiten kann, aber er ist glücklich, wenn seine Frau ihn besuchen kommt. Beim Spaziergang umfaßt er zärtlich ihre Taille oder streichelt ihren Rücken. Er warnt sie fürsorglich, als sie vom Stuhl aufstehen will: »Nicht stolpern!« Mit ihr allein, gesteht er ihr: »Ich liebe Dich.« Bittet sie ihn um einen Kuß, spitzt er hingebungsvoll die Lippen und schließt dabei die Augen.

Andre Gide, der als junger Mann an Tuberkulose erkrankte und sich in seinem Werk mit dem »Sinn« von Krankheit und Tod auseinandersetzt, schrieb am 27.7.1930 in sein Tagebuch folgendes Credo: »Ich glaube, daß die Krankheiten Schlüssel sind, die uns gewisse Tore öffnen können. Ich glaube, daß es Tore gibt, die nur die Krankheit öffnen kann.« So wie eine Krankheit eine Familie zerstören kann, kann sie eine Familie auch aufbauen. Eine neue positive Perspektive gewann unsere Familie durch eine stärkere Betonung des Emotionalen und eine neue Zartheit und Zärtlichkeit. Diese Wirkung hat die Krankheit nicht nur in bezug auf das Verhältnis zwischen dem Kranken und uns, sondern auch auf das Verhältnis der Familienangehörigen untereinander.

5 Theodor W. Adorno, minima moralia, »Struwwelpeter«

6 Barbara Wood, »Herzflimmern«, S. 297

7 Theodor W. Adorno, minima moralia, »Monogramme«

10. Der Kampf mit der Krankheit

»… die Lebenskraft und der Wille, als einmaliges, unverwechselbares Individuum zu überleben, sind die absolut stärksten Kräfte, die dem Menschen innewohnen.«

(Oliver Sacks, »Die Besessenen«, in: Der Mann, der seine Frau mit einem Hut verwechselte)

Bei einer Gehirnerkrankung handelt es sich nicht lediglich um einen Überschuß oder eine Einbuße, sondern immer auch um eine Reaktion des betroffenen Individuums, die darauf abzielt, die eigene Identität zu bewahren, ganz gleich, wie seltsam die Mittel zu diesem Zweck auch sein mögen. Die – auch neuropsychologisch – wichtigste Unterscheidung betrifft die Selbstwahrnehmung im Kampf gegen die Krankheit: Sind noch Gefühle, Empfindungen im Spiel, existiert noch ein Wille? Kämpft der Kranke mit seinem Leiden – wobei »kämpfen« ein bewußtes Ich oder »Selbst« und einen Gegner voraussetzt? Oder läuft der Krankheitsprozeß als reflexhafter, unbewußter »biologischer« Selbsterhaltungsprozeß ab? Beispiele für ein solches Ringen sind Patienten der Medizinliteratur. Sasetzkij[8] z.B. wird als ein Kämpfer beschrieben, der sich »seines Zustandes auf leidenschaftliche Weise bewußt war und sich ›mit der Verbissenheit eines Verdammten‹ abmühte, wieder Gewalt über seine gestörten Hirnfunktionen zu erhalten.« Andere Patienten, die ihr Leiden mit schmerzlicher und letztlich paradoxer Scharfsichtigkeit erkennen, sind die am Tourette-Syndrom Erkrankten[9].

Beispiele für verwirrte und desorientierte Patienten, die sich ihres Zustands nie bewußt werden, finden sich in der Neuropsychologie u.a. beim Korsakow-Syndrom. Bei Sacks' Patienten William (in »Eine Frage der Identität«) habe man nie oder nur selten das Gefühl, daß tatsächlich noch eine Person vorhanden ist. Der allzeit muntere William steht für Patienten mit bestimmten Syndromen der rechten Gehirnhälfte, für die es nicht nur schwierig, sondern unmöglich ist, ihre eigene Störung zu erkennen. Und auch für den einfühlsamsten Beobachter ist es außerordentlich schwer, sich in die innere Verfassung, die »Situation« solcher Patienten zu versetzen, denn diese ist fast unvorstellbar weit von allem entfernt, was er je selbst erlebt hat.[10]

Das Ankämpfen eines Menschen gegen seine Krankheit kann das letzte sein, was von der Person übrig ist. Aber das scheint unendlich viel mehr als das nur noch reflexhafte Vegetieren der Menschen, die, ohne es zu merken, ihre eigene Realität eingebüßt haben. »Patienten, die zwar nicht leiden«, schreibt Sacks, »die aber dennoch die gottverlassensten von allen sind, da sie nicht einmal wissen, daß sie verdammt sind.«
Wenn dem an der Alzheimer-Krankheit gestorbenen Maler Carolus Horn[11] ein Jahr vor seinem Tod nur noch simple Strichmuster gelangen und sich in deren sorgfältiger Ausmalung und Sortierung »das nicht erstorbene disziplinierte Ringen« verraten, mag zwar – wie der Autor meint – »dem Kranken die Außenwelt längst erloschen sein«, jedoch nicht auch »das eigene Ich«. Gerade dieses reagierte noch in der hergebrachten, einzigen Weise: mit Farbstoff und Papier, den Mitteln des bildnerischen Ausdrucks.

Es ist sehr wahrscheinlich, daß sich das für Alzheimer charakteristische Sterben der Nervenzellen auf beide Hirnhälften ausbreitet, so daß auch das Ringen um die eigene Identität und das Erkennen der Defizite den Krankheitsprozeß begleiten. Wie in den meisten Fällen war auch bei meinem Vater eine anfänglich anhaltende Wahrnehmung der eigenen Erinnerungs- und Funktionsverluste[12] vorhanden.
Es gibt wohl nichts Schrecklicheres als die Angst, den Verstand zu verlieren. Wie erwähnt, fragte mein Vater meine Mutter immer wieder: »Was geschieht mit mir?« Er war sich seiner Defekte, besonders zu Beginn der Erkrankung, oft und quälend bewußt; so schrieb meine Mutter folgende Aussprüche auf:
»Ich bin dumm.«
»Ich bin ein großer Kinder-Idiot.«
»Mich kannste wegschmeißen!«

Auf ein Kompliment, das ich ihm machte:
»Du siehst gut aus!« erwiderte er einmal:
»Nein, ich bin doch peinlich!«
Auf meine Liebeserklärung: »Ich liebe Dich!«
kam die bestürzende, selbstzerstörerische Antwort:
»Nee, ich bin doch'n Arsch!«

Wie die folgenden kleinen Geschichten zeigen, besitzt mein Vater auch jetzt noch, wo sein Leiden ein spätes Stadium erreicht hat – und er seine krankheitsbedingten Funktionsausfälle nicht mehr so häufig erkennt oder anspricht wie am Anfang –, die menschliche »Schlüsselqualifikation« der Selbsteinschätzung.

»Guck' mal, wen ich mitgebracht habe!« überraschte meine Mutter beispielsweise ihren Mann. Da sieht er seinen Sohn Stephan und begrüßt ihn freudig: »Ich erkenne Dich!« Voller Freude über den Besuch und voller Freude über sein Erkennen![13]
Einerseits äußert mein Vater also immer noch das Motiv des Verrücktwerdens und Verrücktseins. Doch hält ein zweites Motiv diesem die Waage: das Motiv des Erkenntnisvermögens, des Nicht-Verrücktseins also.
Bei einem der erwähnten Besuche nahm ich einen Würfelbecher mit. Als wir im Garten an dem Granittisch Platz genommen hatten, zeigte ich ihm die Würfel und den Becher, mit denen wir früher oft das Spiel »7.050« gespielt hatten. Ich machte ihm vor, wie man den Becher schüttelt und dann auf die Tischplatte stülpt, damit die Würfel nicht wegspringen.

»Mach' Du mal!« forderte ich ihn auf.
Er schüttelt und schüttelt und fragt mich »So?«
»Ja! Und jetzt auskippen!«
»Nein – was kann ich da machen?«
»Hast Du Angst, daß sie wegspringen?«
»Ja!«.
Ich führe es ihm noch einmal vor und ermuntere ihn:
»So, jetzt mach Du mal!«
»Au – das kann ich nicht!« kommt es plötzlich glasklar aus seinem Mund. Ich war fassungslos. Die Gefühle lassen sich nicht beschreiben. Wie eine Offenbarung, eine Art Naturwunder hatte plötzlich der Geist meines Vaters gesprochen.

Das ist die Tragik dieser Krankheit: Daß man froh ist, weil der Kranke sich als krank zu erkennen vermag! Denn in dieser Selbsterkenntnis des kranken Geistes liegt Geist, liegt Selbsterkenntnis schlechthin. Nur ein Selbst, das sich als leidend erkennt, bietet dem Leiden die Stirn. Das gilt für alle psychischen Störungen. Die höchste Form der Erleuchtung des umnachteten Geistes liegt im Paradoxon der Selbsterkenntnis in dieser Nacht. »Ich bin in der Nacht« ist ebenbürtig mit dem Wort des Sokrates, »Ich weiß, daß ich nichts weiß«. Es ist zu einem »Ich weiß, daß ich nichts mehr weiß« geworden. Dies ist das hellste Licht, die größte Leistung des gegen die Alzheimersche Krankheit ankämpfenden Menschen.

Wo noch ein Kampf stattfindet, gibt es auch Siege. Wo ein Mensch noch leidet, ist er auch noch imstande, Freude zu empfinden – und wo er noch seinen eigenen Verstand beurteilen kann, kann er nicht vollkommen »verrückt« sein. – Das sage ich mir zum Trost.

Inzwischen ist mein Vater schwächer und teilnahmsloser geworden. Mit dem Spazierengehen scheint es vorbei zu sein, er muß jetzt in einem Rollstuhl im Garten umhergefahren werden. Auch selbständig mit Messer und Gabel oder Löffel zu essen, ist seit kurzem nicht mehr möglich.

8 In: Alexander Lurija, »Der Mann, dessen Welt in Scherben ging«, 1991

9 Nach Gilles de la Tourette, 1885: Überschuß an nervlicher Energie und übersteigerte Neigung zu seltsamen Bewegungen und Impulsen, u.a. Tics, Grimassen, Flüche usw.

10 In der rechten Hemisphäre »eröffnen sich der Forschung die physischen Grundlagen der persona, des Selbst.« Obwohl die Syndrome der rechten Gehirnhälfte ebenso häufig sind wie die die linken – und warum sollten sie das auch nicht sein? –, wird man in der neurologischen und neuropsychologischen Literatur auf tausend Beschreibungen von Syndromen der linken Hemisphäre nur eine Beschreibung von Störungen der rechten finden.« (»Der Mann, der seine Frau mit einem Hut verwechselte«)

11 Bericht in der Frankfurter Rundschau, 26.5.2000.

12 »Continuing self-awarness of decreasing cognitive/functional capacities« und »anxiety or dysphoria associated with the patients self-awareness of cognitive decline.« (Alzheimer, Stage related interventions by Sclan u. Kanowski, unv. MS, 1998)

13 Forscher entdeckten jetzt, daß das soziale Erkennen von einem Botenstoff im Gehirn abhängig ist, Oxytocin, vgl. Süddeutsche Zeitung, 4.7.2000.

Fragebogen des Magazins der Frankfurter Allgemeinen Zeitung am 31. März 1983 »Helmut Zacharias, Geiger«

Was ist für Sie das größte Unglück? *Krieg.*
Wo möchten Sie leben? *Am Meer.*
Was ist für Sie das vollkommene irdische Glück?
Schönes erleben können mit allen Sinnen.
Welche Fehler entschuldigen Sie am ehesten?
Unabsichtliche Fehler anderer.
Ihre liebsten Romanhelden? *Old Shatterhand, Felix Krull.*
Ihre Lieblingsgestalt in der Geschichte? *Eva.*
Ihre Lieblingsheldinnen in der Wirklichkeit?
Meine Mutter, meine Frau, Madame Golda Meir.
Ihre Lieblingheldinnen in der Dichtung? *Maria aus »Wem die Stunde schlägt«, »Johanna auf dem Scheiterhaufen«.*
Ihre Lieblingsmaler?
Dürer, Renoir, Caspar David Friedrich.
Ihre Lieblingskomponisten?
J.S. Bach, P. Tschaikowsky, Richard Strauss.
Welche Eigenschaften schätzen Sie bei einem Mann am meisten? *Toleranz, Mut und Konsequenz.*
Welche Eigenschaften schätzen Sie bei einer Frau am meisten? *Treue und Humor.*
Ihre Lieblingstugend? *Verzeihen können.*
Ihre Lieblingsbeschäftigung? *3x dürfen Sie raten. – Außerdem Musizieren, Fliegen, Segeln.*
Wer oder was hätten Sie sein mögen?
Cowboy, Autorennfahrer und Regisseur.
Ihr Hauptcharakterzug? *Egozentrik.*

Was schätzen Sie bei Ihren Freunden am meisten?
Aufrichtigkeit.
Ihr größter Fehler? *Mangelndes Selbstbewußtsein.*
Ihr Traum vom Glück?
Gesund, reich und trotzdem glücklich.
Was wäre für Sie das größte Unglück?
Geliebte Menschen zu verlieren.
Was möchten Sie sein? *Das, was ich bin.*
Ihre Lieblingsfarbe? *Grün und blau kombiniert.*
Ihre Lieblingsblume? *Dunkelgelbe Freiland-Rosen.*
Ihr Lieblingsvogel? *Mein »Eigener«.*
Ihr Lieblingsschriftsteller? *Erich von Däniken.*
Ihr Lieblingslyriker? *J.W. von Goethe.*
Ihre Helden in der Wirklichkeit?
Selbstlose Retter unter Einsatz ihres Lebens.
Ihre Heldinnen in der Geschichte? *Die Jungfrau von Orleans.*
Ihre Lieblingsnamen? *Hella, Sylvia-Christiane, Thomas, Stephan.*
Was verabscheuen Sie am meisten? *Egoismus, Verlogenheit, Brutalität, Größenwahn, Verantwortungslosigkeit.*
Welche geschichtlichen Gestalten verachten Sie am meisten? *Nero, Napoleon, Hitler und die anderen, auf die obiges zutrifft.*
Welche militärischen Leistungen bewundern Sie am meisten? *Aufstehen! - Hinlegen! - Aufstehen! - Hinlegen!*
Welche Reform bewundern Sie am meisten?
Den Status des Wehrdienst-Verweigerers.
Welche natürliche Gabe möchten Sie besitzen?
Faul sein zu können ohne Gewissensbisse.
Wie möchten Sie sterben? *Ahnungslos und schnell.*
Ihre gegenwärtige Geistesverfassung? *Teils klar, teils wolkig.*
Ihr Motto? *Heute ist morgen schon gestern!*

Preise und Auszeichnungen von Helmut Zacharias

1938 Fritz Kreisler-Preis Berlin

1939 Bernhard Molique-Preis Berlin

1950 Erscheinen des Lehrbuches »Die Jazz-Violine« im Verlag Schott's Söhne. Autor: Helmut Zacharias

1950 »Best jazz-violinist« Jazz-Poll AFN Frankfurt

1956 Fünf Wochen in der US-Top-Hitliste als Arrangeur, Dirigent und Interpret mit »Wenn der weiße Flieder...«

1956 Grand Prix du Disque Académique Charles Cros

1957 Gastspiel »Olympia«-Paris, drei Wochen als »Star Americain«

1958 Gastspiel »Olympia«-Paris, drei Wochen als »Vedette«

1961 »Maschera d'Argento« Rom (»Silberne Maske«)-Popularity-Preis

1963 Welt-Oscar für leichte Musik in Florenz

1964 Komposition »Tokyo Melody« Nr. 1 in England

1966 Preis »Coq d'Or« beim Song-Festival in Rio de Janeiro für die Nummer 1-Komposition »Frag den Wind«

1968–1974 Sieben eigene TV-Shows im ZDF und bei der ARD

1972 Popularity-Prize Caracas

1977 »Premio Del Sol« Mallorca

1985 Großes Verdienstkreuz der Bundesrepublik Deutschland

1991 Goldene Stimmgabel

1995 »Bambi« – Auszeichnung für sein Lebenswerk

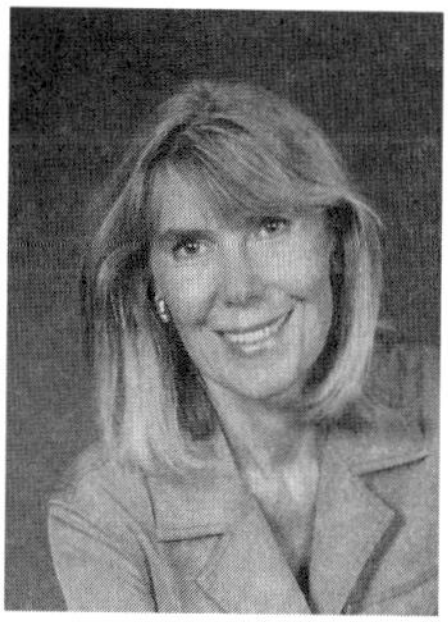

Die Autorin

Sylvia Zacharias wurde 1944 in Binz auf Rügen geboren, studierte Bühnenbildnerei und Politik, Geschichte und Ökonomie in Berlin. In der Gesundheitsforschung tätig bis 1986. Promotion mit »summa cum laude« an der Freien Universität Berlin (Dr.rer.pol.); Dissertation über ein Grenzgebiet der Medizin (Arzneimittelzulassung). Sie arbeitete drei Jahre lang für das Jüdische Museum in Berlin und verfaßte neben einem Dokumentarfilm über die Geschichte der Berliner Juden (zu dem ihr Vater die Musik beisteuerte) einen »Wegweiser« zu den Jüdischen Gemeinden der Vor-Nazizeit in Deutschland. Ebenfalls drei Jahre verbrachte sie in der Erwachsenenbildung von »Frauen in prekären Lebenssituationen« (ein Modellprojekt der Berliner Senatsverwaltung für Arbeit und Frauen). Seit sieben Jahren arbeitet sie als Journalistin und Autorin, vorwiegend im Ressort Medizin und Gesundheit.

Die Hirnliga e.V.

wurde 1986 von deutschen und österreichischen Demenzforschern ins Leben gerufen. Sie ist eine gemeinnützige Organisation, die sich satzungsgemäß u.a. folgende Ziele gesetzt hat:

› Unterstützung der klinischen und experimentellen Erforschung dementieller Erkrankungen durch Förderung der Wissenschaft an wissenschaftlichen Hochschulen und Forschungsstätten.

› Förderung von fachlich und zeitlich begrenzten wissenschaftlichen Arbeiten sowie Beihilfen zum Studium, zu Forschungs- und Studienreisen im In- und Ausland.

› Erarbeitung von Richtlinien für die Diagnose und Therapie der Hirnleistungsstörungen, die nach dem allgemein gültigen Kenntnisstand auf wissenschaftlicher Grundlage und am internationalen Standard orientiert sind.

› Sensibilisierung der Öffentlichkeit auf die im Zusammenhang mit Demenzen bestehende Defizite in der Diagnostik, der Therapie, in fehlenden Therapieeinrichtungen, in der Angehörigenbetreuung und in den fehlenden Forschungsmitteln.

Die Hirnliga e.V. wird in ihrer Arbeit durch Spenden aus der Bevölkerung sowie aus Erlösen der Dr. Edda-Neele-Stiftung unterstützt. Außerdem fördern einige pharmazeutische Unternehmen die Aktivitäten der Hirnliga e.V.

Die Hirnliga e.V. ist als gemeinnützig anerkannt. Spenden an die Hirnliga e.V. sind deshalb von der Steuer absetzbar. Der Verwaltungsaufwand des Vereines ist gering, deshalb kommen die Spenden fast vollständig den Projekten zugute.

Bitte unterstützen auch Sie die Hirnliga e.V. in Ihrer Arbeit gegen die Demenz durch Ihre Spende auf folgendes Konto:

Hirnliga e.V.
Deutsche Bank, Karlsruhe
BLZ 660 700 04,
Kto.Nr.: 0 36 70 60

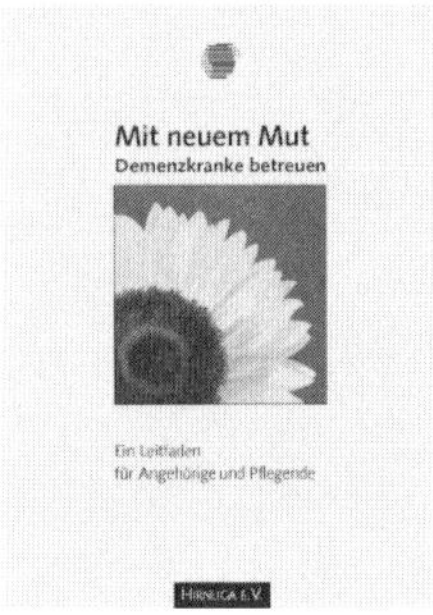

»Mit neuem Mut Demenzkranke betreuen«

Von den heute in der Bundesrepublik lebenden etwa 1,4 Millionen Demenzkranken leiden etwa rund Million an der Alzheimer-Krankheit.

Bislang werden ca. 80% der Erkrankten zu Hause durch Angehörige gepflegt. 85% der Pflegenden sind Frauen. Bei 35% der Erkrankten die Partnerin, bei weiteren 60% Töchter oder Schwiegertöchter. Die Angehörigen sind in aller Regel seelisch und körperlich überfordert.

Hier setzt der von der Hirnliga e.V. herausgebrachte Leitfaden für Angehörige und Pflegende unter dem Titel »Mit neuem Mut Demenzkranke betreuen« an.

Die 1986 erstmals herausgegebene Broschüre hat seitdem in mehr als hunderttausend Exemplaren schon vielen Menschen mit Rat zur Seite gestanden. Inzwischen gilt sie als Standardwerk der Angehörigenberatung. Sehr einfühlsam und praxisbezogen zeigt sie die Möglichkeiten aber auch Grenzen der Betreuung von Alzheimer-Kranken auf. Sie erklärt den Krankheitsprozeß und die daraus resultierenden Folgen. Die Begleiterscheinungen der Alzheimer-Krankheit erfordern von den Angehörigen sehr viel Kraft, Ausdauer und Verständnis. Helfen wird leichter, wenn man weiß, wie die Krankheit sich äußert.

Der Ratgeber wurde jetzt vollständig überarbeitet und steht mit neuen Informationen und im neuen Gewand zur Verfügung. Auf 42 Seiten werden kurz und verständlich die Ursachen und Auswirkungen der Krankheit beschrieben und praktische Ratschläge für die Pflege und das Zusammenleben gegeben.
Neu ist, daß die Adressen der Alzheimer-Gesellschaften und Selbsthilfegruppen für Angehörige jetzt in einer separaten 16-seitigen Broschüre beigelegt sind.
Die Adreßbroschüre wird ständig auf dem neuesten Stand gehalten und kann gegen Einsendung eines adressierten und mit DM 1,10 frankierten DIN-lang-Briefumschlages kostenlos angefordert werden.

Der Ratgeber inclusive Adreßbroschüre ist gegen die Einsendung von DM 3,- (Rückporto, Schutzgebühr) in Briefmarken zu erhalten bei:

Kuratorium der Hirnliga e.V.
Postfach 1132
51581 Nümbrecht

Weitere Informationen, die aktuelle Liste von Selbsthilfegruppen sowie eine Internet-Fassung (nur Text) des Ratgebers ist auf der Homepage der Hirnliga zu finden.

www.hirnliga.de

Stichworte zur Hirnliga e.V.

Vorstand der Hirnliga e.V.

Prof. Dr. med. H.-J. Möller, München
PD Dr. med. R. Ihl, Düsseldorf
Prof. Dr. rer. nat. P. Riederer, Würzburg
Prof. Dr. med. M. Rösler, Würzburg
Dr. rer. nat. K.-P. Schwabe, Karlsruhe

Erweiterter Vorstand:
PD Dr. med. L. Frölich, Frankfurt
PD Dr. med. H. Gutzmann
Prof. Dr. med. I. Heuser, Mannheim

Forschungsförderung

Die Hirnliga e.V. hat bislang (2000) 47 wissenschaftliche Projekte mit mehr als 3 Millionen DM gefördert, die der neurowissenschaftlichen Grundlagenforschung bzw. klinischen Forschung zuzuordnen sind.
Eine Liste der bisher geförderten Projekte kann kostenlos beim

Kuratorium der Hirnliga e.V.
Postfach 11 32
51581 Nümbrecht
angefordert
oder im Internet unter www.hirnliga.de abgerufen werden.

Ärztliche Fortbildung

Fortbildung und Informationen von Ärzten über morphologische, pathobiochemische und klinische Befunde dementieller Erkrankungen anläßlich der Jahrestagungen der Hirnliga e.V. oder in Zusammenarbeit mit anderen Organisationen, wie z.B. lokale Alzheimer Gesellschaften in Deutschland oder der österreichischen Alzheimer Gesellschaft.

Publikationen

Zusammenfassungen über geförderte Projekte werden regelmäßig in der Zeitschrift für Gerontologie publiziert.

Forschungspreis

Zur Förderung von Nachwuchswissenschaftlern verleiht die Hirnliga e.V. jährlich einen Forschungspreis in Höhe von DM 25.000,-.

Stellungnahme der Hirnliga e.V. zur Therapie von Demenzen

Vorbemerkung

Zur Zeit leben in Deutschland schätzungsweise 1,5 Millionen Menschen, die an chronisch degenerativen Hirnerkrankungen leiden. Diese Erkrankungen, auch als Demenzen oder Hirnleistungsstörungen im Alter (HLSA) bezeichnet, werden – bedingt durch die Veränderung der Bevölkerungsstruktur – in den nächsten Jahren und Jahrzehnten weiter zunehmen. So wird bis zum Jahr 2010 eine Zunahme der Erkrankten um rund 30 Prozent erwartet. Bis zum Jahr 2030 kommt es nach der neuen Bevölkerungsschätzung des Statistischen Bundesamtes zu einer Zunahme der über 65 jährigen um 50%. Pflegebedürftige mit Demenzen benötigen im fortgeschrittenen Stadium der Erkrankung eine äußerst intensive Betreuung.
Die zahlenmäßige Veränderung dieser Pflegebedürftigengruppe ist deshalb ein wichtiger Indikator für die Belastungen im Pflegebereich. Bislang werden 80% der Erkrankten zu Hause durch Angehörige gepflegt. Es ist sehr fraglich, ob auch in den kommenden Jahren dieser Anteil haltbar ist. Auch die Lebensumstände der zu betreuenden Angehörigen sind von großer Bedeutung. Es ist bekannt, daß viele von ihnen nach einer jahrelangen aufopfernden Pflege selbst ärztlicher Hilfe bedürfen und nicht selten zu Pflegefällen werden. In den Alten- und Pflegeheimen nimmt der Anteil von Pflegebedürftigen mit Hirnleistungsstörungen zu. Die meisten Pflegekräfte sind jedoch auf Grund der Personalsituation

nicht in der Lage, eine ausreichende, und damit auch für sie befriedigende Versorgung durchzuführen. Selbst geringfügige Verbesserungen auf Grund einer Behandlung helfen, die Arbeitssituation zu erleichtern. Bislang wurde die Dimension des Problemkreises Demenzen nicht gesehen; dies ist nicht länger zu verantworten.
Aus ethischen, gesellschaftlichen, aber auch ökonomischen Gründen gilt es außerdem, dem immer noch weitverbreiteten therapeutischen Nihilismus entgegenzuwirken und alle bereits vorhandenen therapeutischen Möglichkeiten zu nutzen.

Ursachen

Die Ätiologie der Demenzen liegt weiterhin im Dunkeln, dennoch hat das Wissen über die Pathogenese weiter zugenommen.
Schätzungsweise 60% der Erkrankungen sind Demenzen vom Alzheimer Typ, ca. 20% sind vaskulär bedingt, ca. 10% sind Mischformen zwischen Alzheimer und vaskulärer Form.
Die verbleibenden rund 10% sind sekundäre Demenzen, die auf Grund anderer Ursachen entstehen.
Die sehr komplexe Krankheitsentstehung benötigt zwangsläufig ein sehr differenziertes diagnostisches und therapeutisches Vorgehen.

Diagnose

a) Früherkennung

Eine erfolgreiche Therapie setzt eine frühzeitige Diagnose voraus. Diese gründet sich auf eingehende körperliche und psychologische Untersuchungen, für die es heute bereits eine ganze Reihe einfach durchzuführender validierter Testverfahren gibt, die sich in der Praxis bewährt haben. In vielen Fällen ist eine Diagnosestellung damit gut möglich. Es gilt, den Einsatz dieser Verfahren, beispielsweise durch eine Erleichterung und Aufwertung der Leistungsabrechnung zu fördern.

b) Therapiekontrolle

Bei der Komplexität der Pathogenese und damit auch der Therapie gilt es, mit Hilfe geeigneter Testverfahren den Verlauf der Behandlung zu kontrollieren, um bei Bedarf eine notwendige Korrektur durchführen zu können. So sollte der Therapieversuch mit einem Antidementivum / Nootropikum 3–6 Monate nach dem Behandlungsbeginn überprüft werden und gegebenenfalls durch ein anderes Medikament ersetzt bzw. mit einem anderen Medikament kombiniert werden.

Therapie

Die Therapie der Demenz erfordert einen umfassenden, ganzheitlichen Ansatz. Der Erfolg der Therapie wird um so größer, je mehr der folgenden Einzelkomponenten eingesetzt werden:

A) Physiotherapie

Die allgemeine Aktivierung über leichte körperliche Betätigung und gezielte Bewegungstherapie hilft, die motorischen Fähigkeiten der Kranken länger zu erhalten. Sie können sich dadurch länger in ihrem Umfeld bewegen und gleichzeitig auch die Basis für die längere Erhaltung kognitiver Fähigkeiten schaffen.

B) Hirnleistungstraining

Auch wenn durch cerebrale Trainingsmaßnahmen die Krankheit nicht beseitigt werden kann, so ermöglicht die auf die zentrale Symptomatik der Krankheit ausgerichtete Therapie doch, länger die eigenen kognitiven Fähigkeiten zu erhalten.

C) Soziotherapie als »Umfeldstrukturierung«

Frühzeitig muß auf die soziale Einbettung der Kranken geachtet werden. Alle an der Betreuung und Pflege Beteiligten sollten schon zu Beginn über die Auswirkungen der Krankheit informiert sein.
Ein rechtzeitig erstellter Pflegeplan unter Einbeziehung aller verfügbaren Betreuer verzögert eine Heimeinweisung, kann sie sogar überflüssig machen. Dem »36-Stunden-Tag« einer einzigen Betreuungsperson kann so entgegengewirkt werden.

D) Medikamentöse Therapie

1) Kausal

Bisher ist es nicht möglich, primäre Demenzen ursächlich zu therapieren. Einige wesentliche Störungen, die in der Pathogenese auftreten, lassen sich jedoch medikamentös beeinflussen. Wegen der Vielzahl möglicher Ursachen finden Substanzen mit unterschiedlichen Wirkansätzen Anwendung. Häufig bringt auch erst eine Kombination von Medikamenten einen entsprechenden Erfolg.
Die sekundären Demenzen bieten über die Therapie der Grunderkrankung zum Teil gute Heilungschancen.

2) Symptomatisch

Begleiterscheinungen der Krankheit, wie ein gestörter Schlaf-/ Wachrhythmus, Wahnvorstellungen, Ruhelosigkeit, Niedergeschlagenheit und auch Aggressionen, lassen sich durch entsprechende Medikamente behandeln.

Angehörigenbetreuung

80% der Demenzkranken werden durch Angehörige zu Hause versorgt. Die Angehörigen sind in aller Regel seelisch und körperlich überfordert.
Diese Überforderung kann bei einer fehlenden Unterstützung durch professionelle Helfer im Laufe der Zeit zu einer Erkrankung der pflegenden Angehörigen führen. Um hier nicht einen Kreislauf auszulösen, an dessen Ende dann ein zu pflegender Pfleger steht, gilt es, den pflegenden Angehörigen eine breitestmögliche Unterstützung, wie etwa Angehörigengruppen, Pflegedienste etc., zukommen zu lassen.